Il tumore alla prostata

Lara Bellardita, Tiziana Magnani, Riccardo Valdagni *(a cura di)*

Il tumore alla prostata

Paziente, familiari e medici: esperienze narrate

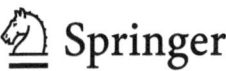
Springer

Lara Bellardita
Psicologa, Psicoterapeuta
Fondazione ProADAMO Onlus/Programma
Prostata, Fondazione IRCCS Istituto
Nazionale dei Tumori, Milano

Riccardo Valdagni
Direttore
Programma Prostata, Radioterapia
Oncologica 1, Fondazione IRCCS Istituto
Nazionale dei Tumori, Milano

Tiziana Magnani
Project Manager
Programma Prostata, Fondazione IRCCS
Istituto Nazionale dei Tumori, Milano

ISBN 978-88-470-2432-8
DOI 10.1007/978-88-470-2433-5

ISBN 978-88-470-2433-5 (eBook)

© Springer-Verlag Italia 2013

Quest'opera è protetta dalla legge sul diritto d'autore e la sua riproduzione anche parziale è ammessa esclusivamente nei limiti della stessa. Tutti i diritti, in particolare i diritti di traduzione, ristampa, riutilizzo di illustrazioni, recitazione, trasmissione radiotelevisiva, riproduzione su microfilm o altri supporti, inclusione in database o software, adattamento elettronico, o con altri mezzi oggi conosciuti o sviluppati in futuro, rimangono riservati. Sono esclusi brevi stralci utilizzati a fini didattici e materiale fornito ad uso esclusivo dell'acquirente dell'opera per utilizzazione su computer. I permessi di riproduzione devono essere autorizzati da Springer e possono essere richiesti attraverso RightsLink (Copyright Clearance Center). La violazione delle norme comporta le sanzioni previste dalla legge.
Le fotocopie per uso personale possono essere effettuate nei limiti del 15% di ciascun volume dietro pagamento alla SIAE del compenso previsto dalla legge, mentre quelle per finalità di carattere professionale, economico o commerciale possono essere effettuate a seguito di specifica autorizzazione rilasciata da CLEARedi, Centro Licenze e Autorizzazioni per le Riproduzioni Editoriali, e-mail autorizzazioni@clearedi.org e sito web www.clearedi.org.
L'utilizzo in questa pubblicazione di denominazioni generiche, nomi commerciali, marchi registrati, ecc. anche se non specificatamente identificati, non implica che tali denominazioni o marchi non siano protetti dalle relative leggi e regolamenti.
Le informazioni contenute nel libro sono da ritenersi veritiere ed esatte al momento della pubblicazione; tuttavia, gli autori, i curatori e l'editore declinano ogni responsabilità legale per qualsiasi involontario errore od omissione. L'editore non può quindi fornire alcuna garanzia circa i contenuti dell'opera.

9 8 7 6 5 4 3 2 1   2013   2014   2015

Layout copertina: Ikona S.r.l., Milano

Impaginazione: Ikona S.r.l., Milano
Stampa: Arti Grafiche Nidasio S.r.l., Assago (MI)

Springer-Verlag Italia S.r.l., Via Decembrio 28, I-20137 Milano
Springer fa parte di Springer Science+Business Media (www.springer.com)

Prefazione

L'idea di scrivere un libro che parlasse della nostra esperienza con gli uomini affetti da tumore della prostata, una patologia tanto diffusa quanto poco conosciuta, è nata a Napoli durante il congresso della Società Italiana di Urologia Oncologica. Aspettando la sessione in cui avremmo presentato, a un pubblico di urologi, oncologi radioterapisti e oncologi medici, i dati sull'attività clinica multidisciplinare del Programma Prostata della Fondazione IRCCS Istituto Nazionale dei Tumori di Milano, il nostro istituto di appartenenza, ci siamo ritrovati su un comodo divano a riflettere sui numeri, percentuali e tabelle contenuti nelle nostre diapositive. Informazioni importanti e sicuramente di interesse per un consesso scientifico. Dati, però, freddi e impersonali che non riescono a dare un quadro completo dell'immensa e variegata umanità che, in tanti anni di attività con i pazienti, abbiamo avuto la fortuna di conoscere; dati da cui scompare l'elemento umano del paziente, dei familiari e degli amici; dati che non possono tenere conto del dramma, della paura, dell'ansia che hanno accompagnato le diverse situazioni che abbiamo conosciuto e accolto all'interno del Programma Prostata.

Il Programma Prostata è un progetto speciale della Direzione Scientifica, attivo dal settembre 2004, che integra la ricerca sperimentale, epidemiologica, clinica e psicologica con l'attività di assistenza e cura tipica di un centro di cura oncologico. Il Gruppo Multidisciplinare del Programma Prostata ha contribuito, negli anni, a scrivere e rivedere per alcune associazioni di pazienti e ONLUS (Associazione Italiana Malati di Cancro, AIMaC; Europa Uomo; ProADAMO) diversi testi divulgativi ed educazionali dedicati ai pazienti e ai familiari. Le diverse professionalità del Programma Prostata hanno cercato di rendere le informazioni tecniche e scientifiche comprensibili a un pubblico di non addetti ai lavori. Seppur tradotte in un linguaggio più semplice e accessibile, rimanevano informazioni tecniche e scientifiche. Su quel divanetto rosso del centro congressi di Napoli ci siamo resi conto di non aver mai condiviso i tanti quesiti e dubbi formulati dai pazienti nelle occasioni più diverse; le innumerevoli domande che ci hanno stupito e lasciato con la consapevolezza, chi più, chi meno, di non essere stati adeguati e chiari nelle spiegazioni; i moltissimi colloqui psicologici individuali e di gruppo con coloro a cui è stato diagnosticato il tumore alla prostata e con chi vicino a loro vive, con loro soffre e per loro si preoccupa; gli svariati incontri con pazienti, compagni, familiari, conoscenti, medici di medicina generale e specialisti di altre strutture. Ecco il perché di questo libro.

Chi potrebbe essere interessato a leggere questo libro, che vorremmo definire multiprofessionale, considerando le diverse competenze e i diversi background degli autori? Il target è volutamente eterogeneo. Il testo può essere di interesse per gli psicologi, che poco conoscono questa malattia così carica di risvolti emotivi e relazionali, per i medici di medicina generale, a cui sempre più spesso capiterà di gestire la patologia e quanto ne consegue con gli specialisti delle diverse discipline coinvolte nel processo di diagnosi e cura, che non hanno il tempo e la formazione per approfondire gli aspetti psicologici. Il libro è indirizzato, allo stesso tempo, a un pubblico laico, a coloro che della malattia hanno fatto o stanno facendo esperienza diretta, i pazienti, o indiretta, familiari e amici, e che vorrebbero saperne di più o farne sapere di più a chi sta loro vicino. Un libro per rompere il silenzio e aprire il dialogo su un problema che, troppo spesso, viene taciuto per vergogna e reticenza.

Come leggere questo libro? Le voci dei vari capitoli vogliono raccontare, in modo diverso, nuovo, una malattia comune a tanti uomini, spesso vissuta all'interno delle mura domestiche, talora considerata un segreto da non rivelare. Ogni capitolo rappresenta una "riflessione" nel duplice significato di "pensiero su" e di immagine riflessa. Pensiero sopra, pensiero "meta": non solo conoscere, ma conoscere di conoscere, una competenza solo ed esclusivamente umana, allacciata al bisogno di dare un significato agli eventi della vita (Kelly, 2009). Immagine riflessa come nella macchina a specchi di Leonardo, frutto dei suoi studi nel campo dell'ottica, dove ha luogo una riflessione multipla. Posto un oggetto al centro di questa macchina, una camera con otto pareti a specchio, è infatti possibile osservare l'oggetto, o la persona, in tutti i suoi lati senza doversi spostare o girargli intorno. In maniera analoga, ogni capitolo ha la funzione di una parete a specchio, dove vengono riflessi, partendo da diversi punti di vista, i momenti cruciali, dalla diagnosi alla decisione sul percorso di cura.

La storia è frutto di fantasia, ma tra le righe del racconto si possono cogliere la complessità psicosociale del tumore della prostata, le emozioni, le rappresentazioni culturali e le risorse di chi vive con il paziente l'evento tumore, accompagnandolo in un viaggio spesso carico di incertezze, dubbi e timori.

I riferimenti alle procedure mediche e ai possibili effetti collaterali sono esclusivamente esemplificativi. Questo testo non vuole infatti sostituirsi alle informazioni specialistiche che i pazienti devono raccogliere interpellando personale medico qualificato. Per approfondire alcuni concetti particolarmente importanti, e per rendere comprensibili i termini più tecnici, abbiamo introdotto box di approfondimento e inserito un glossario al termine della pubblicazione.

La lista delle persone che ci hanno accompagnato in questo progetto e che vogliamo ringraziare è lunga:
- prima di tutto, la Fondazione IRCCS Istituto Nazionale dei Tumori di Milano, che ha creduto nell'importanza di un articolato programma di ricerca e cura del tumore della prostata;
- tutti i colleghi della Clinica Multidisciplinare del Programma Prostata, compagni di viaggio in questa esperienza multidisciplinare e multiprofessionale. Un rin-

graziamento davvero particolare a Davide Biasoni, Massimo Maffezzini, Cristina Marenghi e Sergio Villa, i medici che si sono prestati a rileggere il testo con occhio "clinico", e a Daniela Villani, che ha rivisto il testo con un'attenzione particolare per i contenuti di tipo psicologico;
- la Fondazione ProADAMO ONLUS e la Fondazione Italo Monzino che, da anni, credono nell'importanza della psiche, oltre che del corpo e, con il loro impegno e la loro generosità, rendono possibile l'offerta di supporto psicologico individuale, di coppia, familiare e di gruppo ai pazienti e ai loro familiari, la presenza di psicologi nel Team Multidisciplinare del Programma Prostata e che aggiungono allo sguardo clinico dei medici uno sguardo diverso alla malattia e a colui che della malattia è colpito;
- l'Associazione Italiana Malati di Cancro e Europa Uomo, le cui pubblicazioni sul tumore della prostata sono servite come spunto per i box informativi inseriti nel testo e per il glossario al termine del volume;
- Marco Calaprice che, con grande generosità ed entusiasmo, ha messo in campo la sua decennale esperienza e le sue competenze come creativo nel campo della comunicazione e ci ha aiutato a riflettere sul titolo per il libro;
- i nostri familiari e amici, con cui abbiamo condiviso il progetto, le storie dei singoli capitoli, la fatica dello scrivere e la commozione del risultato.

Il più grande ringraziamento va ai pazienti, alle loro mogli, ai loro compagni, ai figli, agli amici, che hanno generosamente condiviso momenti, preoccupazioni, difficoltà e speranze. Ciascuna storia meriterebbe un romanzo (Polster, 1988): noi abbiamo cercato di farne uno partendo da tante storie, rendendoci portavoce, per quanto possibile, della complessa realtà psicologica che caratterizza il processo di diagnosi e cura che gli uomini con tumore della prostata e i loro cari attraversano.

Febbraio 2013

Lara Bellardita
Tiziana Magnani
Riccardo Valdagni

I Curatori

Lara Bellardita
Si è specializzata in Psicologia Applicata presso la San Diego State University. È inoltre Dottore di Ricerca in Psicologia Clinica. Dal 2003 lavora in ambito sanitario, prima in Cardiologia e dal 2009 in Oncologia. Per la Fondazione Pro ADAMO Onlus, è responsabile del progetto "Per un sentire condiviso: l'uomo e il tumore della prostata", attivo presso il Programma Prostata della Fondazione IRCCS Istituto Nazionale dei Tumori di Milano. È psicoterapeuta e docente presso la Scuola Europea di Psicoterapia Ipnotica.

Tiziana Magnani
Laureata in Lingue e Letterature Straniere, lavora dal 1990 nella Sanità in Oncologia. Dal settembre 2004 è Project Manager del Programma Prostata della Fondazione IRCCS Istituto Nazionale dei Tumori di Milano dove, tra le altre cose, si è occupata dello sviluppo organizzativo del modello multidisciplinare di cura del tumore della prostata. Coordina progetti scientifici e trial clinici tra cui il protocollo multicentrico internazionale di sorveglianza attiva PRIAS (Prostate Cancer Research International: Active Surveillance).

Riccardo Valdagni
Già Direttore del Programma Prostata da settembre 2003, è Direttore della Divisione di Radioterapia Oncologica 1 della Fondazione IRCCS Istituto Nazionale dei Tumori di Milano da febbraio 2011. È inoltre Prostate Cancer Program Coordinator per la European School of Oncology, membro dello Steering Committee del protocollo multicentrico internazionale di sorveglianza attiva PRIAS (Prostate Cancer Research International: Active Surveillance), responsabile scientifico del progetto Rete Oncologica Lombarda per i tumori della prostata e urologici, membro del Consiglio Scientifico di Europa Uomo Europa e Europa Uomo Italia Onlus.

Indice

Introduzione. La complessità della gestione del tumore alla prostata: un approccio centrato sul paziente 1
Riccardo Valdagni, Lara Bellardita, Cristina Marenghi

1 Il fratello 7
Simona Donegani, Lara Bellardita

2 La moglie 13
Annalisa Villa

3 Dalla visita multidisciplinare alla riunione collegiale 25
Lara Bellardita

4 Il medico di medicina generale 37
Simona Donegani

5 Gli amici 45
Rosella Bellomira

6 Comunque il paziente sono io. Giovanni, tumore alla prostata 55
Tiziana Magnani

Glossario 63

Bibliografia 73

Elenco degli Autori

Lara Bellardita Psicologa, Psicoterapeuta. Fondazione ProADAMO Onlus/Programma Prostata, Fondazione IRCCS Istituto Nazionale dei Tumori, Milano
E-mail: lara.bellardita@istitutotumori.mi.it

Rosella Bellomira Psicologa. Scuola di Formazione Psicoanalitica de Il Ruolo Terapeutico, Milano
E-mail: rosella.bellomira@poste.it

Simona Donegani Psicologa, Psicoterapeuta. Fondazione ProADAMO Onlus/Programma Prostata, Fondazione IRCCS Istituto Nazionale dei Tumori, Milano
E-mail: simona.donegani@istitutotumori.mi.it

Tiziana Magnani Project Manager. Programma Prostata, Fondazione IRCCS Istituto Nazionale dei Tumori, Milano
E-mail: tiziana.magnani@istitutotumori.mi.it

Cristina Marenghi Oncologo Medico. Programma Prostata, Fondazione IRCCS Istituto Nazionale dei Tumori, Milano
E-mail: cristina.marenghi@istitutotumori.mi.it

Riccardo Valdagni Direttore. Programma Prostata, Radioterapia Oncologica 1, Fondazione IRCCS Istituto Nazionale dei Tumori, Milano
E-mail: programmaprostata@istitutotumori.mi.it

Annalisa Villa Psicologa. Scuola di Formazione Psicoanalitica de Il Ruolo Terapeutico, Milano
E-mail: annalisa.villa@tiscalinet.it

Introduzione. La complessità della gestione del tumore alla prostata: un approccio centrato sul paziente

R. Valdagni, L. Bellardita, C. Marenghi

Il tumore della prostata può essere senza dubbio definito una malattia complessa, sotto molteplici aspetti, clinico, psicologico e sociosanitario. *In primis*, è una malattia che possiede una notevole rilevanza epidemiologica: è infatti il tumore maschile più frequente nei paesi industrializzati, connotato da un grande aumento dell'incidenza, dopo l'introduzione del test dell'Antigene Prostata Specifico (*Prostate-Specific Antigen*, PSA) negli anni '90. È interessante notare che, al contrario, la mortalità non è aumentata in modo proporzionale, anzi si è mantenuta stabile e in alcune nazioni si è ridotta. La disponibilità di un test così semplice da effettuare (si tratta di un esame sul sangue effettuato in tutti i laboratori), il conseguente utilizzo generalizzato (si parla di *screening* opportunistico per definire il ricorso al PSA da parte della popolazione maschile al di fuori di programmi di prevenzione strutturati) e la crescente sensibilità verso il tema della diagnosi precoce hanno portato a un aumento delle diagnosi, accendendo i riflettori su una malattia che già era frequente, ma che, prima dell'avvento del PSA, veniva diagnosticata solo a chi presentava dei sintomi.

Una volta giunti alla diagnosi, il percorso non è né lineare né univoco. A differenza di quanto avviene per altre forme di tumore, dove la proposta terapeutica è quasi sempre unica a seconda degli stadi di malattia, il tumore della prostata può essere trattato con opzioni terapeutiche molteplici ed egualmente efficaci. La prostatectomia radicale, la radioterapia esterna, la brachiterapia e le loro differenti combinazioni, con l'associazione o meno dell'ormonoterapia, sono scelte terapeutiche con sovrapponibile efficacia curativa e la cui proposta è supportata dalle linee guida specialistiche internazionali di riferimento (Heidenreich et al., 2011; Mohler et al., 2012).

Ad aumentare la complessità di questa malattia, contribuisce la possibilità che all'individuo, che dopo la diagnosi diventa "paziente", venga diagnosticata una forma potenzialmente "non aggressiva" di tumore. Infatti, molti tumori prostatici oggi diagnosticati possono rimanere silenti senza compromettere la qualità e la quantità di vita della persona. Queste forme di tumore potrebbero non evolvere nel

---

R. Valdagni (✉)
Direttore
Programma Prostata, Radioterapia Oncologica 1
Fondazione IRCCS Istituto Nazionale dei Tumori, Milano
E-mail: programmaprostata@istitutotumori.mi.it

A cura di L. Bellardita, T. Magnani, R. Valdagni, *Il tumore alla prostata*,
DOI: 10.1007/978-88-470-2433-5, © Springer-Verlag Italia 2013

corso della vita e non necessitare di trattamento, per questo si parla di *overdiagnosis* (sovradiagnosi), che spesso porta con sé il rischio di un *overtreatment* (sovratrattamento, cioè trattamento eccessivo per una malattia clinicamente non rilevante e senza sintomi), accompagnata da un carico di "effetti collaterali" fisici, psicologici e sociali della diagnosi oncologica che grava sul paziente, sui familiari e sulla spesa sociosanitaria.

La comunità scientifica ha preso coscienza di questa problematica e attualmente, in Italia così come in Europa, vi è molta discussione sull'opportunità e sulla selezione degli individui che dovrebbero sottoporsi al test del PSA e sulle problematiche correlate alla diagnosi precoce del tumore prostatico attraverso lo *screening* di popolazione. Ai rischi dell'*overdiagnosis* e dell'*overtreatment*, infatti, si aggiunge il problema della limitata specificità che caratterizza il PSA come marcatore tumorale per il tumore della prostata. Valori alterati di PSA possono essere infatti causati da alcune malattie benigne della prostata, che sono molto più frequenti del tumore.

Esistono ovviamente tumori prostatici più aggressivi, potenzialmente letali, che richiedono terapie curative e le cui possibilità di cura sono superiori se diagnosticati e trattati in fase iniziale. Purtroppo, non siamo ancora in grado di distinguere le forme aggressive da quelle indolenti sulla base del solo valore di PSA o di esami altrettanto semplici. La biopsia, vero esame diagnostico del tumore della prostata, può dare informazioni molto importanti sulla potenziale aggressività, permettere di fare una previsione di prognosi e quindi guidare le scelte terapeutiche.

Tra le principali opzioni radicali, la prostatectomia radicale è un intervento di chirurgia maggiore, viene effettuata in anestesia, richiede condizioni fisiche adeguate a sostenere l'intervento, ed è da molti urologi cautamente consigliata o addirittura sconsigliata dopo i 70 anni. Presenta i potenziali rischi degli interventi chirurgici maggiori e come effetti collaterali peculiari l'incontinenza urinaria e la disfunzione erettile. Differenti tecniche chirurgiche, le malattie concomitanti, l'età, la funzionalità erettile precedente all'intervento e le condizioni generali di salute del paziente rendono gli effetti collaterali più o meno probabili e il rischio di svilupparli varia quindi da paziente a paziente. La radioterapia è una tecnica non invasiva, utilizza radiazioni ionizzanti che uccidono le cellule maligne senza asportarle, viene somministrata con applicazioni giornaliere di pochi minuti per un periodo prolungato fino a circa otto settimane. La radioterapia non dà effetti immediati come la chirurgia e il raggiungimento del valore minimo del PSA, in genere sotto 1 ng/ml ma non zero come accade generalmente con la chirurgia (perché la prostata sana continua a produrre un po' di PSA), può richiedere anche due o tre anni. Anche la radioterapia può provocare una disfunzione erettile che compare più tardivamente e con meno frequenza rispetto alla chirurgia; non provoca incontinenza ma può causare sintomi urinari irritativi e infiammazione delle mucose vescicale e rettale, principalmente durante le ultime settimane di terapia ma talvolta anche a distanza di anni dal trattamento. La brachiterapia è una modalità di radioterapia che utilizza l'impianto di sorgenti radioattive all'interno della prostata. Richiede l'anestesia e un breve ricovero, ma l'intervento è semplice e poco invasivo. Trova indicazione in tumori piccoli e ben differenziati e richiede alcune valutazioni tecniche, come per esempio dimensioni della prostata adeguate all'impianto.

Infine, senza entrare nel dettaglio delle possibili associazioni dei diversi trattamenti, chirurgia, radioterapia, brachiterapia e ormonoterapia possono integrarsi per offrire al paziente maggiori possibilità di guarigione. A complicare ulteriormente lo scenario e l'approccio a questa complessa malattia, è possibile che alla diagnosi non debba necessariamente seguire un'indicazione obbligatoria al trattamento, proprio per evitare l'*overtreatment* nei pazienti con tumori molto verosimilmente indolenti oppure in soggetti con gravi comorbidità, che possono condizionare la vita molto più del tumore prostatico. In questi casi, è possibile ricorrere a strategie osservazionali, come la sorveglianza attiva o la vigile attesa. In Italia, a tutt'oggi, è comune che si segua una proposta di trattamento curativo anche quando il tumore mostra caratteristiche di non aggressività.

Proprio perché le opzioni possono causare significative alterazioni della qualità di vita e generare confusione al momento della decisione sul percorso terapeutico, è fondamentale che il malato sia sempre adeguatamente informato e supportato nella decisione dell'opzione che è per lui più idonea. Il diritto del paziente a una scelta informata, promosso fortemente e giustamente sostenuto dalle associazioni di pazienti, è particolarmente rilevante nel caso del tumore della prostata, proprio per la presenza di diverse opzioni di pari efficacia terapeutica. Fornire informazioni valide e pertinenti facilita una scelta appropriata (Sanda e Kaplan, 2009). Ricevere informazioni sul tumore e i relativi trattamenti riduce la sofferenza e il distress, migliora le capacità di coping[1], aumenta la soddisfazione rispetto alla cura e il senso di controllo che i pazienti percepiscono sulla malattia e le condizioni circostanti (Cohen Castel et al., 2011; Steginga et al., 2002). A partire da un livello di conoscenza accurata, è possibile coinvolgere maggiormente il paziente nel processo decisionale e prevenire il rischio di una scelta motivata dalla paura e dall'incertezza.

Non si può quindi prescindere da un'informazione completa che prospetti all'interessato tutte le varie opzioni disponibili, con i relativi rischi, benefici e possibili effetti collaterali, oltre che la possibilità di percorsi riabilitativi fisici e psicologici per ridurne l'impatto, così da permettere al paziente di effettuare una valutazione accurata e consapevole e arrivare a scegliere la cura più consona al mantenimento della sua qualità di vita e alla possibilità di mantenere, o ricostruire, gli equilibri che reggono la sua sfera personale, familiare e sociale.

L'adozione di un approccio multidisciplinare, in cui sono diversi i professionisti coinvolti nel processo di cura del paziente con tumore della prostata, porta molteplici vantaggi sia per i medici, che si trovano a gestire assieme l'alta complessità del tumore della prostata, sia per i pazienti, che devono affrontare una scelta difficile per una malattia che, per certi versi, può disorientarli. La multidisciplinarietà rappresenta senza dubbio la modalità operativa più valida per una discussione clinica

---

[1] Nella definizione classica di Lazarus e Folkman (Lazarus e Folkman, 1987; Lazarus, 1993) il coping viene definito come un insieme di sforzi cognitivi e comportamentali messi in atto per gestire le richieste esterne in relazione alle risorse possedute. A seconda dell'esito positivo o negativo dei comportamenti messi in atto per reagire alle richieste esterne, il coping viene definito funzionale (adattamento) o disfunzionale (aumento dello stress).

ottimale dei casi, per informare il paziente esaustivamente e oggettivamente sulle varie opzioni, evitando informazioni sbilanciate che possono provocare incertezza e confusione (Gomella et al., 2010; Gomella, 2012; Magnani et al., 2012; Valdagni et al., 2011). Infatti, alle molteplici strategie terapeutiche o osservazionali contro il carcinoma prostatico corrispondono altrettanti specialisti: l'urologo, l'oncologo radioterapista e l'oncologo medico. La presenza e la collaborazione di diversi specialisti che offrono le proprie competenze per arrivare a opzioni di intervento ottimali è quindi un *plus* importante nell'agevolare una visione complessiva del paziente e nell'aumentare l'*expertise* nella gestione dei casi. L'acquisizione di una visione polispecialistica porta ciascuno a saper parlare il linguaggio del gruppo, agendo poi con linee di condotta univoche e condivise (Bellardita et al., 2011).

In un contesto che presenta molteplici alternative, il processo decisionale difficilmente è lineare e richiede una valutazione molto soggettiva, da parte del paziente, delle proprie priorità e delle credenze sui concetti di salute e malattia. È fondamentale che si configuri un processo decisionale collaborativo (Birnie e Robinson, 2010; Coulter e Collins, 2011), in cui sia il medico a proporre le opzioni di trattamento, attribuendo in parallelo al paziente la decisione sull'iter terapeutico da seguire, riconoscendogli l'*expertise* rispetto alla valutazione dei propri valori di vita, delle proprie priorità e necessità.

Non si può infatti trascurare il fatto che il cancro prostatico è una malattia che coinvolge il paziente nella sua globalità, poiché i trattamenti per il tumore della prostata e gli annessi effetti collaterali hanno un impatto importante sulla dimensione intima e sulla sessualità, minacciano l'identità maschile, l'immagine corporea, le relazioni sociali e interpersonali, e l'agire come singolo e come partner (De Sousa et al., 2012).

Il paziente si trova quindi ad affrontare una decisione terapeutica molto complessa, ed è importante che vi sia la consapevolezza, da parte di tutti gli attori coinvolti, che la persona non sceglie solo in base all'efficacia della terapia valutando le possibilità di cura e sopravvivenza ma anche considerando altri aspetti non meno importanti, tra i quali le sue priorità individuali, i suoi valori dal punto di vista sociale e personale, le aspettative circa la qualità di vita.

Nell'approccio al processo di cura che noi condividiamo e proponiamo, che tiene conto della centralità della persona e non si focalizza sul trattamento dell'organo, il paziente non è un "oggetto" di cura, ma diventa un soggetto, attivo e consapevole, che collabora nella scelta della terapia più appropriata (Erba, 1998).

La complessità della gestione del tumore della prostata rappresenta quindi una sfida sia per i medici, che conducono il paziente verso la cura ma lo fanno attraverso un approccio non di tipo "paternalistico" ("So io qual è la terapia migliore per te!") bensì dialettico, sia per i pazienti stessi che, insieme ai loro familiari, entrano nel mondo della malattia senza avere una "mappa psicosociale" che li aiuti a orientarsi in un quadro di tale complessità (Rolland, 1999).

Il modo in cui le persone affrontano la diagnosi di tumore è da tempo oggetto di attenzione di ricercatori, di medici, di psicologi (Korfage et al., 2006a). È unanimemente riconosciuto che la diagnosi di tumore porta sempre, anche nei casi con prognosi favorevoli e alte possibilità di cura e lunga sopravvivenza, lo spettro della perdita, della fine, della morte. Tuttavia, il modo in cui ciascuno risponde è frutto di una serie di fattori che includono la personalità, la fiducia nelle proprie possibilità di gestire le terapie, il supporto della rete familiare e sociale.

L'impatto con la malattia suscita inevitabilmente angoscia, rabbia e disperazione. Per proteggersi da questa realtà dolorosa il paziente reagisce mettendo in atto meccanismi di difesa – o strategie – che consentono un adattamento alla malattia e il mantenimento della propria organizzazione di fronte all'angoscia (Gabbard, 2000). Diversi sono i meccanismi di difesa più frequentemente messi in atto in reazione a una diagnosi, tra cui negazione (tentativo di annullare totalmente o parzialmente la realtà), evitamento (sforzo teso a pensare e a ricordare il meno possibile dell'evento), disperazione (un sentimento di impotenza e di perdita di ogni speranza), fatalismo (tendenza alla passiva rassegnazione nei confronti della malattia) o spirito combattivo (collegabile con il sistema biologico di lotta-fuga, modalità di reazione tipica di chi, posto di fronte a una malattia, riesce ad affrontarla facendo forza sulle proprie risorse interne e su quelle che provengono dalla rete sociale) (Christie et al., 2009; Fagundes et al., 2012; Knott et al., 2011; Sharpley et al., 2011).

Inoltre, l'adattamento al tumore non è una variabile statica ma dinamica: con il passare del tempo si susseguono una serie di tappe, transizioni e sfide diverse. Per i pazienti con tumore della prostata diagnosticato precocemente, dopo la fase di perdita anticipatoria, cioé di convinzione che (spesso nonostante quello che dicono i medici) vi sia una minaccia alla sopravvivenza, possono emergere nel tempo le preoccupazioni e i disagi associati agli effetti collaterali delle terapie, disfunzioni sessuali, incontinenza urinaria e modificazioni nella conformazione del corpo in primis, conseguenze che i pazienti più spesso riportano come importanti minacce al senso di sé, alla propria identità, all'immagine di sé che si sono creati nel tempo e che non corrisponde più a ciò che vedono nello specchio. Questi cambiamenti inficiano la sicurezza di poter continuare a mettere in pratica il proprio ruolo maschile, come se la perdita della potenza sessuale fosse direttamente sovrapponibile alla perdita della "potenza", intesa come potere e fiducia, nello svolgere il proprio ruolo familiare, professionale e sociale.

Il senso di impotenza davanti alla malattia e ai cambiamenti che essa comporta si collega alla mancanza di speranza, caratterizzata da persistenti aspettative e sentimenti negativi nei confronti di ciò che può riservare il futuro, con una conseguente perdita della motivazione e una diminuzione nell'efficacia delle strategie di coping[2]. La mancanza di fiducia nelle proprie strategie difensive e protettive e il senso di impotenza (nella definizione inglese: *helplessness/hopelessness*) non rappresentano vere e proprie componenti della sindrome depressiva, ma il punto di contatto con questa e con lo sviluppo, in alcuni casi, di un quadro clinico di depressione (Korfage et al., 2006a; 2006b).

Il tumore, e quello alla prostata non fa eccezione, giunge come elemento inaspettato e destabilizzante che porta alla fatidica domanda "Perché proprio a me?". È

---

[2] Le strategie di coping fanno riferimento alle modalità con le quali si fronteggiano situazioni che rappresentano un fattore di stress negativo.

necessario quindi un processo di comprensione, interpretazione e definizione affinché un nuovo senso possa essere attribuito alle circostanze di vita. L'essere umano è infatti continuamente impegnato nella costruzione di significati relativi alla realtà, con l'obiettivo di raggiungere un senso di coerenza rispetto a sé e a tutto ciò che gli accade intorno. Le persone costruiscono storie, idee e teorie condivise che le aiutano a gestire la realtà e a confrontarsi con essa (Valdagni, 2001).

Il lavoro congiunto di medici e psicologi è fondamentale nell'aiutare il paziente con tumore della prostata e i suoi familiari nel crearsi una mappa che consenta loro di dare un significato alla malattia, di trovare una cornice che definisca la situazione all'interno della quale è possibile preservare il proprio senso di efficacia nel gestire il tumore e i cambiamenti che conseguono alla diagnosi e alle terapie.

Il fratello

1

S. Donegani, L. Bellardita

Accidenti, ragazzi, che colpo: mio fratellone, Giovanni, è ammalato di cancro.
 Domenica scorsa eravamo a pranzo da loro. Lucia si era data da fare, come suo solito. Non riesce a contenersi, quella donna. Ogni volta che siamo da loro sembra Natale. Comunque è una cuoca meravigliosa e, da cognato ben educato quale sono, ho reso onore all'impegno e al risultato. Con la cintura allentata e in pace con il mondo, stavo pregustando il caffè e le paste che Carla e io avevamo comprato nella famosa pasticceria sotto casa nostra. Per chiudere in bellezza. Che diamine, si vive una volta sola, no? Perché rinunciare a questi piaceri della vita?
 Mio fratello voleva portare fuori Ettore, prima: era stato buono sul suo *puff* durante tutto il pranzo e adesso si meritava un giretto. "Dai, accompagnami, pigrone". Beh, due passi certo non mi avrebbero fatto che bene, dopo tutto quello che avevo mangiato. Ettore doveva aver intuito l'intenzione del suo padrone, visto che si era già piazzato davanti alla porta.
 Appena usciti, approfittando di stare all'aperto, mi sono acceso una sigaretta. "Lo sai che dovresti smettere, vero? Sì che lo sai! Vale anche per me, che ti credi? Siamo convinti che il fisico non ci mollerà mai, che niente possa minacciare la salute, che siamo invincibili. Che illusi".
 Ma che accidenti gli aveva preso? Ero abituato alle sue lavate di capo. Da ragazzi perché il fascino del biliardo al mattino era più forte dell'interesse per la scuola; all'università perché mi dessi una mossa a finire gli esami e a laurearmi; quando ho conosciuto Carla perché mi comportassi bene e facessi le cose serie. Adesso però che voleva da me? Un po' fuori luogo, visto che siamo due uomini fatti e finiti, ormai. E da che pulpito viene la predica, poi: anche lui fuma. D'accordo, meno di me, ma il vizio è anche suo. Che avesse un po' il dente avvelenato con il suo futuro genero? Francesca, la sua figlia maggiore, si sta sposando con uno che non gli piace proprio, anzi lo irrita incredibilmente. Non è un mistero. D'altra parte, quando mai gli sono piaciuti i ragazzi di Francesca? E poi diciamola tutta: Francesca, la sua

---

S. Donegani (✉)
Psicologa, Psicoterapeuta
Fondazione ProADAMO Onlus/Programma Prostata
Fondazione IRCCS Istituto Nazionale dei Tumori, Milano
E-mail: simona.donegani@istitutotumori.mi.it

A cura di L. Bellardita, T. Magnani, R. Valdagni, *Il tumore alla prostata*,
DOI: 10.1007/978-88-470-2433-5_1, © Springer-Verlag Italia 2013

bambina, è incinta. Magari era nervoso per quello e perché sta per diventare nonno? Quanto prima se ne farà una ragione, meglio starà lui e tutti noi di conseguenza.

"Scusa. Sono un po' nervoso. Ti devo dire una cosa. Senti, non so quale sia il modo migliore per dirtelo, ci sto pensando da giorni. Non c'è un modo buono, probabilmente, per cui te lo dico come mi viene: ho il cancro".

Ero impietrito e ammutolito, non sapevo cosa fare o dire. Ho avuto la vaga sensazione che mi siano tremate le gambe. Non avevo parole. Che colpo, gente. In una parola, uno shock[3]. Cosa si fa o si dice in questi casi? Devo abbracciarlo? O stringergli un braccio? Una mano sulla spalla? Il contatto fisico non è mai stato il nostro forte, avrei messo sicuramente entrambi in imbarazzo. Ok, e quindi? Cosa faccio? Cosa dico? Quando finalmente sono riuscito a rompere il silenzio, gli ho chiesto: "Un cancro? Cioè?".

È stata una domanda idiota, d'accordo. "Cosa vuol dire: cioè? Non mi sembra servano altre spiegazioni. Il cancro è il cancro. Io ce l'ho alla prostata: hai presente dove è la prostata, no? Non credo ci sia altro da aggiungere".

Smarrito e invecchiato: ecco come mi è sembrato mio fratello, in quel momento. Ma perché a Giovanni? Non è possibile, non il cancro! È ancora giovane, sta bene, lavora, gioca a tennis; ok, qualche sigaretta, un paio di bicchieri di vino al pasto ma chi non ha un vizio? Un cancro a Giovanni? Quanto avrei voluto che il problema fosse davvero il matrimonio di Francesca e il nipotino in arrivo. Chi l'avrebbe detto?

Ma come è arrivato ad avere questa diagnosi?

Mi ha raccontato di aver avuto qualche piccolo disturbo, cose da nulla: si alzava di notte un paio di volte per andare in bagno, difficoltà a iniziare a urinare. Conosco Lucia: avrà iniziato a martellarlo, devi andare dalla dottoressa, devi farti vedere, non sei responsabile, non ti prendi cura della tua salute, e a noi non pensi, quando ti deciderai a smettere di fumare. Alla fine si è arreso e ha ceduto all'insistenza. La dottoressa gli ha prescritto gli esami del sangue. "Gli esami di routine; aggiungo anche il PSA, l'Antigene Specifico Prostatico, visti i disturbi e l'età." Ma come si permette questa maleducata, avrà pensato: "E aggiungi questo PSA, cosa credi, che abbia paura di un prelievo?". La dottoressa lo ha poi rivisto con gli esami pronti. Andava tutto abbastanza bene. L'unico valore fuori *range*, un po' alto, era quello del PSA. Però la dottoressa all'inizio ha pensato a una prostatite in corso. "Magari il PSA si è alzato perché è andato a lungo in bicicletta prima di fare il prelievo. Il PSA, infatti, non è un marcatore tumorale, è un ottimo indicatore del funzionamento della prostata ma, anche se è alto, non necessariamente significa che sia presente un tumore". La dottoressa gli ha quindi prescritto un lungo ciclo di antibiotici e antiinfiammatori e poi un nuovo PSA. Giovanni, da uomo pratico e concreto qual è, era convinto che tutto si sarebbe risolto per il meglio, che il nuovo PSA sarebbe stato

---

[3] L'evento malattia rappresenta uno shock, un trauma, in quanto la diagnosi è in grado di destabilizzare a vari livelli l'individuo, così come coloro che appartengono alla sua rete sociale più prossima. Sia il momento della diagnosi, sia le successive fasi di terapia attivano nel paziente profonde reazioni emotive e intense angosce di solitudine, di abbandono, di paura e di morte. Tali reazioni psicologiche possono essere considerate una risposta allo shock traumatico provocato dall'evento, legato al significato di minaccia per la vita (Korfage et al., 2006b).

nella norma, che tutto sarebbe tornato come prima. Il nuovo PSA era purtroppo ancora alto e la dottoressa ha consigliato una visita urologica, per andare a fondo. Durante la visita gli hanno fatto anche l'esplorazione rettale. Chissà se Giovanni era in imbarazzo?

L'urologo ha prescritto la biopsia per completare gli accertamenti. Alla visita non si sentiva nulla di particolare ma visto che il PSA si era confermato alto, meglio farla. Appuntamento dopo due settimane.

Due settimane sono 14 giorni e 14 notti, sono un tempo lunghissimo per chi è in ansia e preoccupato (Ezer et al., 2012; Hulbert-Williams et al., 2011). Ma come avrà fatto mio fratello, lui che cerca sempre di razionalizzare e avere il controllo delle situazioni, che non ama aspettare i tempi degli altri e che, pronti, partenza e via, ha già fatto tutto, come un vero diavolo della Tasmania, dal montare la tenda a cambiare il fusibile o aggiustare il rubinetto che perde? In una situazione incontrollabile come questa, in cui la tua tabella di marcia è dettata da altri, oltre tutto estranei, è comprensibile avere paura, quella paura che toglie il sonno o che ti fa svegliare alle 3 e mezza, il risveglio del malinconico, lo chiamano. Lo chiamerei il risveglio del preoccupato. Con chi avrà parlato? Con Lucia, che si sarà arrabbiata per avergli chiesto all'infinito e invano di fare i controlli? Con i ragazzi? Troppo giovani. E poi, proprio per carattere, Giovanni non confiderebbe mai ai figli le paure e i dubbi. Ma avrà parlato con qualcuno? Spero con i suoi amici di sempre, Adriano magari.

"E quindi, questa biopsia?"

"La biopsia. Cosa vuoi sapere? Sono arrivato un po' prima per fare tutte le pratiche burocratiche e pagare il ticket. Mi sono seduto davanti alla porta dell'ambulatorio, in attesa del mio turno. Quando un infermiere ha chiamato il mio numero, mi ha sorriso, e sono entrato. Non mi ricordo neanche la faccia dell'urologo che mi ha fatto la biopsia. Mi ha fatto mettere in una strana posizione, non scomoda, strana, guardavo il muro bianco davanti a me e contavo: 1, 2, 3, 4, 7, 10. Ho contato tutti i prelievi che mi hanno fatto. Inevitabile, il rumore assomiglia allo sparo di una pistola ma la sensazione è un forte pizzicotto. Non finiva mai". Aveva deciso di andare da solo, all'appuntamento. Un genio: ma non poteva chiamarmi? Questa fissa che debba fare tutto lui, se la debba cavare sempre e comunque. Come gli è venuta questa idea di non andare accompagnato?

Perché, dopo la *biopsia*, non ha sentito male, mi spiegava, ma un'incredibile pesantezza. "Come ci torno a casa, adesso?". Fortuna vuole che l'infermiere, forse intuendo la difficoltà di Giovanni o forse come prassi, si è raccomandato che attendesse un'oretta prima di andarsene. Alla fine, un po' a rallentatore, ce l'ha fatta: si è preso un taxi, è arrivato a casa e si è messo sulla poltrona. Spossato, dentro e fuori, ecco come si è definito in quel momento e nei giorni a seguire. Poca voglia di socializzare, nervoso per le voci dei ragazzi, stanco delle domande di Lucia, che voleva tenere distante: "Già ero preoccupato io, mi mancava anche di vedere la sua, di ansia. Sarà stata anche mossa da buone intenzioni ma in quei giorni ne facevo anche a meno. Sai come sono fatto, poi, i problemi preferisco affrontarli da solo". Ha ritirato il referto istologico della biopsia venerdì, due giorni fa. Combinazione c'era lo stesso infermiere di due settimane prima. L'urologo era diverso, invece. Poco più di un ragazzo. "Quanti ne avrà visti di casi come il mio?". Come prima cosa, il dottore ha chiesto se aveva avuto disturbi dopo la biopsia ma poi è andato diritto al punto. "Purtroppo ci sono due campioni positivi per adenocarcinoma della prostata, Gleason 3+3. La percentuale di positività, quindi la quantità di tumore, è di 30% in un campione e del 5% nell'altro. Sì, purtroppo è un cancro. Mi spiace doverle dare questa brutta notizia".

"L'urologo ha parlato di classe di rischio bassa ma in quel frangente non ho ben capito cosa fosse, tanto ero frastornato. Diceva può anche trattarsi di una forma iniziale e, se così fosse, potrei stare relativamente tranquillo".

Non so, mi sembra tutto così strano: un cancro è un tumore maligno, una malattia di cui si muore. Come si può dire di stare relativamente tranquilli?

Ettore cammina in mezzo a noi, tranquillo, alzando ogni tanto gli occhi verso Giovanni.

"E tu cosa aspetti a fare il PSA?". No, scusa, e adesso cosa c'entra questo? Questa situazione è assurda. A lui hanno diagnosticato il cancro e viene a fare a me la paternale sui controlli e sul PSA. Siamo impazziti? (Box 1.1).

Non capisco perché mi stia facendo queste pressioni. E comunque io sto bene, non ho nessun problema di salute al momento. Non è di me che dovremmo parlare.

Box 1.1 Alcune informazioni sul PSA

Cosa è il PSA?
- L'Antigene Prostatico Specifico (PSA) è una proteina prodotta dalla prostata, una ghiandola che fa parte dell'apparato genitale maschile. Si misura la concentrazione di PSA con un prelievo di sangue.
- Il PSA è un buon indicatore del funzionamento della prostata ma non è un marcatore di tumore.
- Il PSA deve essere sempre messo in relazione all'età dell'individuo, in quanto aumenta con l'avanzare degli anni e con l'incremento del volume della prostata, tipico dell'invecchiamento.
- Per una migliore interpretazione, è utile considerare l'insieme dei PSA nel tempo.

Cosa influenza il PSA?
- Il PSA è influenzato anche dalla presenza di condizioni non patologiche: un recente rapporto sessuale con eiaculazione; un'esplorazione digito-rettale; un'ecografia transrettale; manovre urologiche (inserimento di catetere, cistoscopia); l'uso prolungato della bicicletta o della moto. In questi casi è consigliabile effettuare il test del PSA a distanza di qualche giorno.
- Valori fuori norma non significano necessariamente la presenza di un carcinoma della prostata. Il PSA è infatti influenzato da patologie della prostata di origine infettiva o infiammatoria (prostatite) oppure benigna (iperplasia o ipertrofia prostatica benigna). Qualsiasi il valore, è necessario far valutare sempre dal proprio medico e dall'urologo il risultato dell'esame.

A chi si prescrive il PSA?
- A individui con disturbi urinari: il PSA è abitualmente prescritto insieme ad altre indagini per stabilire la causa dei disturbi e somministrare la terapia adeguata.
- A individui senza sintomi con più casi di tumore della prostata in famiglia.
- A individui senza sintomi e senza casi di tumore della prostata in famiglia, informando però circa i benefici e i possibili errori interpretativi. Il consiglio è di rivolgersi al proprio medico, a partire dai 50 anni, per valutare la storia personale e, su sua indicazione, per eseguire il PSA e una visita specialistica.

Se adesso il problema diventa mio, allora meglio non parlare proprio. Comunque non è detto che fare i controlli sia la soluzione. Se penso al mio amico Piero, povero, una vita senza vizi, alimentazione sana, mai un eccesso, sportivo, un check up completo tutti gli anni e poi in tre mesi un cancro al pancreas se l'è portato via. Mi spiace essere scontato ma la vita è così: un giorno stai bene, sei forte, pensi di avere il mondo in mano e il giorno dopo ti accorgi che tutto questo correre non serve a nulla. Perché la malattia può arrivare in qualunque momento, anche a chi conduce una vita virtuosa, sana. E succede a qualsiasi età. Sicuramente lo stress influisce, così come l'inquinamento, la qualità dell'aria e degli alimenti. Quale è la soluzione, allora? Ritirarsi in cima a una montagna ad allevare capre per sfuggire alla frenesia delle nostre città? Non è possibile. E anche lì il destino può arrivare a tirare brutti scherzi. La mamma di Vittorio viveva in una baita, lontana dalla civiltà che non le era mai piaciuta. Piogge torrenziali, una frana, il tetto sfondato da un masso enorme staccatosi dalla montagna: una vita finita. Il destino.

Certo che fa arrabbiare, non è giusto sia capitato a lui, non in questo momento. Chissà Lucia. Giovanni, per ora, non le ha ancora detto nulla. Non è pronto alla possibilità di vedere nei suoi occhi il panico, la paura di perderlo, la sua stessa angoscia di morte. Subito dopo il primo PSA ne ha parlato con il suo amico Adriano, cercando però di mostrarsi sempre sereno e fiducioso, adottando la strategia del far finta di niente (Fagundes et al., 2012).

"Eccoci a casa". Il giretto era finito, purtroppo. Proprio adesso che avrei voluto chiedergli quali sono i prossimi passi, se sa già quale sarà il percorso, se ha fissato un appuntamento da qualche bravo specialista. Ettore aveva scorazzato felice per circa tre quarti d'ora. "Dobbiamo rientrare o ci manderanno a cercare". Giovanni non aveva più voglia di parlare, era chiaro. Voleva tornare alla normalità, alle risate, alla sua tattica di fare finta di niente. Gli ho strappato la promessa di tenermi informato. "Ma certo, cosa credi? Ti faccio sapere, stai tranquillo. Dai, togliti quest'espressione dalla faccia. Non vorrai che le due donne ti vedano così, no?".

Davanti a caffè, pasticcini e limoncello, Carla e Lucia che chiacchierano a bassa voce, ho pensato di aver vissuto un incubo e che la realtà fosse invece quella: una famiglia a tavola, una domenica in compagnia, senza pensieri se non le rotture di scatole del lavoro l'indomani. Mio fratello, dall'altra parte della tavolata, mi riportava alla verità che avevo appena appreso e che mi aveva guastato l'umore. E come sarebbe potuto essere diversamente? Che schifo di domenica.

Anche stasera, a casa, davanti alla TV, mentre guardo i goal delle squadre che hanno giocato oggi, non riesco a fare a meno di pensarci. A Giovanni, al tumore.

Mi sento terribilmente impotente. Quando papà si è ammalato, i medici che lo avevano in cura convocarono i familiari. Andammo Giovanni ed io, non dicendo nulla alla mamma, che passava tutto il tempo in ospedale da papà. Eravamo solo due ragazzotti, nessuno dei due sposati, lui fidanzato con Lucia, io single, si direbbe ora. Nonostante intuissimo la situazione fosse molto grave, è stato un colpo terribile. Guidando verso casa, dopo un lunghissimo e tesissimo silenzio, decidemmo di non dire tutto né alla mamma né al papà. Volevamo proteggerli, non volevamo gettarli nella disperazione di una diagnosi così funesta, il problema non esisteva se non ne avessimo parlato. Giovanni è stato il mio riferimento anche in questa situazione: ha preso le decisioni più importanti, parlava con i medici, aiutava la mamma con i farmaci e le terapie; poco prima che papà morisse, è riuscito anche a trovare il coraggio e il modo giusto per preparare la mamma.

Adesso è lui il malato. Chi si prenderà cura di lui come lui ha fatto con noi? Cosa posso fare per lui? Vorrei aiutarlo, difenderlo, fargli da scudo, prendere un po' della sua malattia. Come posso proteggerlo, quando è lui che ha sempre protetto me?

Come farà a continuare a occuparsi della famiglia? Il matrimonio di Francesca, i ragazzi che studiano ancora, l'arrivo del nipotino. Lucia, poi, una donna speciale, certo, ma saprà stargli vicino nel modo giusto? Saprà essere forte?

E poi il lavoro. Giovanni ha sempre vissuto di corsa, la sua vita lavorativa prima di tutto, certo, per sua soddisfazione personale ma, soprattutto, per offrire alla famiglia la tranquillità economica che noi non abbiamo sempre avuto, per permettere ai figli di studiare serenamente. Il risultato è che è ancora così impegnato che dovrà darsi una regola, adesso.

Accendo il computer, ne voglio sapere di più. Google, cancro alla prostata: decine e decine di pagine da consultare, come faccio a orientarmi in questa giungla di informazioni? Apro a caso ma più leggo, più l'ansia aumenta. "Aver avuto un parente di primo grado (padre o fratello) affetto da tumore della prostata, soprattutto se diagnosticato prima dei 65 anni, espone a un rischio 10 volte maggiore di sviluppare la malattia". Fantastico, la notizia di cui avevo bisogno per disperarmi del tutto. E se succedesse anche a me?

La moglie

2

A. Villa

Era iniziato tutto come al solito. Una bella giornata soleggiata di inizio estate, un cielo azzurro, così insolito per Milano, qualche nuvola bianca. Il fischio allegro della moka, l'aroma del caffè che, dalla cucina, arriva nelle altre stanze. Ormai giunti quasi al termine dell'anno scolastico, dopo la consegna delle pagelle ai genitori e la programmazione delle future attività con le colleghe, avrei lasciato la città per raggiungere la piccola casa affacciata sul mare della Liguria, che i miei nonni mi hanno lasciato. Amo quel posto e mi ci trasferisco ogni volta che posso. I ragazzi erano entusiasti di venire quando erano piccoli, ora preferiscono la compagnia degli amici. Come sempre, tu mi avresti raggiunto nei fine settimana e in agosto così avremmo avuto un po' di tempo per stare insieme e per ritrovarci.

Avevi avuto dei disturbi a cui, almeno inizialmente, non avevamo dato molto peso. Ti eri lamentato che dovevi andare spesso in bagno, anche di notte, e che sentivi fastidi e bruciori mentre urinavi. Dopo qualche giorno, ti avevo suggerito di andare dalla dottoressa. "Cosa ci vuole? Le spieghi i sintomi, magari ti prescrive una cura che ti fa stare meglio, no? E poi ti fa fare qualche esame, è una vita che non ti fai un prelievo del sangue!". Come al solito, tipico tuo quando non vuoi accontentarmi, mi avevi detto di sì tanto per rispondere qualcosa, senza alcuna intenzione di passare dalle parole ai fatti. Questa volta però non ero intenzionata a mollare il colpo e avevo insistito talmente tanto che credo di averti preso per sfinimento: finalmente eri andato dal medico di base che ti aveva prescritto una serie di esami del sangue. La sera ci avevamo anche riso: "Mi fai fare il tagliando prima di partire per le vacanze. Hai paura che ti lasci per strada in qualche luogo sperduto della Cisa?".

La settimana era trascorsa velocemente, tra impegni di lavoro e preparativi per la partenza imminente. Era anche arrivato il giorno del ritiro degli esami senza che me ne fossi neanche accorta. Mi avevi lasciato la delega prima di uscire, quella mattina. Che strano ti fossi ricordato. Proprio tu, che non riesci a tenere a mente una scadenza che sia una. Non capivo se fossi preoccupato o volessi semplicemente fammi partire per le vacanze tranquilla.

A. Villa (✉)
Psicologa
Scuola di Formazione Psicoanalitica de Il Ruolo Terapeutico, Milano
E-mail: annalisa.villa@tiscalinet.it

A cura di L. Bellardita, T. Magnani, R. Valdagni, *Il tumore alla prostata*,
DOI: 10.1007/978-88-470-2433-5_2, © Springer-Verlag Italia 2013

2

Rientrata a casa, avevo aperto la busta con impeto, curiosa di leggere i risultati, senza grandi aspettative di capire. Avrei controllato che i tuoi valori fossero compresi tra quelli di riferimento a destra e che non ci fossero asterischi a cui prestare attenzione. Caspita, persino il colesterolo andava bene. Sarà il tennis che pratichi tutte le settimane? Solo un asterisco. Di che esame si tratta? Dell'Antigene Specifico Prostatico, il PSA. Infatti il valore era alto rispetto ai numeri a destra, i valori considerati normali.

"Giovanni, come mai il PSA è alto?". Mi avevi raggiunto e stavi guardando con me i referti. "Me l'ha aggiunto la dottoressa per i disturbi che sto avendo. È per la prostata. Domani le porto gli esami e vediamo", avevi concluso. Ecco come è iniziato tutto: un valore più alto della norma.

Sei tornato dalla dottoressa con gli esami. Avrei voluto accompagnarti ma non c'è stato verso. "Ma cosa vieni a fare? Dai, Lucia, lasciami andare da solo, per favore". Quando sei rientrato, mi sei sembrato abbastanza tranquillo, però. La dottoressa ti ha spiegato che "sì, il PSA è un po' alto, è vero, ma le ragioni possono essere molteplici, la prostata può essere infiammata, per esempio, senza dover pensare a problemi più seri." Ti ha prescritto un ciclo di antibiotici e antinfiammatori e un nuovo PSA dopo la cura.

Avrei voluto sbagliarmi riguardo alle sensazioni che mi hanno accompagnato in quei giorni. Non sapevo: un brutto presentimento o, forse, il timore che gli antibiotici non avrebbero risolto nulla e che il problema sarebbe stato più serio di una prostatite?

"Devo andare dall'urologo!" mi hai annunciato dopo il secondo PSA. "Stai tranquilla, è solo un controllo". Così, per qualche disturbo da poco, è iniziato un lungo percorso fatto di prelievi del sangue, antibiotici, visite, per arrivare alla biopsia e, in ultimo, alla diagnosi di tumore. Mio marito ha un tumore, un brutto male. Non è possibile, non riesco a credere ci stia capitando questo. Perché a te? Perché a noi? Ho freddo, mi fa male lo stomaco, ho le mani che tremano. Devo fare qualcosa, non posso fermarmi. Anche tu devi muoverti: mi fa rabbia vederti così silenzioso, chiuso nei tuoi pensieri, fermo. Dobbiamo reagire.

Abbiamo organizzato una visita con un urologo. Un tuo collega si era rivolto a lui tempo fa e si era trovato molto bene. Tra l'altro, lavora all'ospedale vicino a casa, una situazione ideale. Dopo aver visionato il referto della biopsia, il dottore ha consigliato la prostatectomia. "Asportiamo la prostata e così togliamo completamente il tumore. Se vuole, La metto già in nota per l'intervento". Mentre tu ascolti attentamente le parole dell'urologo, le tecniche disponibili, la durata della degenza, gli effetti collaterali dell'operazione, io sono pietrificata, riesco solo a osservare te senza osare chiedere altre spiegazioni al dottore. Di quella visita ricordo poco, per essere sincera; certamente alcune espressioni usate dallo specialista: a cielo aperto, robotica, esercizi per il pavimento pelvico. Tutto sommato, presi fuori dal contesto, questi termini non fanno neanche paura, no? Mi sono rimasti bene impressi, invece, i possibili effetti collaterali: impotenza, incontinenza, quest'ultima almeno in fase iniziale, orgasmo secco. "Ci tengo a sottolineare: possibili effetti collaterali, non probabili. Non è detto che accadano ma io vi devo informare, sapete, nell'eventualità". Mi sono sentita soffocare, presa dal panico. Avrei voluto fuggire via, andare lontano da tutto, da quell'ambulatorio freddo, da te, dalla malattia (Street et al., 2010). Da una parte la paura che questi effetti collaterali possano davvero capitare a noi e la sensazione di una

2 La moglie

grande ingiustizia nei nostri confronti, proprio adesso che potremmo goderci un po' la vita, siamo un uomo e una donna ancora piacenti, ci desideriamo; dall'altra, la paura di perderti e la disponibilità ad accettare tutto, pannolone, impotenza, qualsiasi cosa, pur di averti vicino a me (Northouse et al., 2007). Impotenza: che brutta parola, così violenta, un termine che annienta e non lascia scampo. Dove sei, Giovanni? Abbiamo sempre parlato molto ma da quando ti è stato diagnosticato il tumore, sei sempre nervoso, pensieroso, lontano, dici solo frasi spezzate. "Niente sarà più come prima", mi hai detto l'altro giorno. Quando ho provato ad approfondire, però, hai distolto lo sguardo e acceso la televisione. Anche l'altra notte, quando abbiamo fatto l'amore, è scesa una tale tristezza, dopo, tra noi, come se ognuno pensasse, senza poterlo condividere con l'altro, che questo tumore potrebbe, un giorno, farci allontanare. Un po' è già così: c'è una cosa aliena, sconosciuta e terrificante. Mi rendo conto della stranezza ma in questi giorni mi sono sorpresa a guardarti mentre ti cambi e a pensare: "Ecco, da qualche parte, là dietro, dovrebbe esserci questa prostata malata. Non vedo niente, però, nessun rigonfiamento o ingrossamento che dimostri la presenza di questo maledetto tumore. Se i medici avessero sbagliato e ti avessero consegnato il referto di qualcun altro? Può capitare, no?".

Ti rendi conto che non comunichiamo in questi giorni? Ci scambiamo informazioni di servizio, a che ora torni, chi ti ha chiamato oggi, hai visto l'avviso in bacheca della riunione condominiale, ma non parliamo del problema che sta cambiando le nostre vite. "Cosa c'è da dire? Tumore è tumore. La cosa strana è che i disturbi per cui ho fatto gli esami del sangue mi sono passati. Mi è rimasto il tumore. Non male, no?". Mi hai anche chiesto di non dire nulla ai ragazzi, almeno finché non ne sapremo di più o avremo deciso cosa fare. Capisco, ma questa scelta pesa: è vero, i ragazzi sono via per le vacanze, Francesca presa dai preparativi per il matrimonio e soprattutto dall'arrivo del piccolino. Se potessi scambiare qualche parola con loro, però, sarebbe un sollievo. Non l'ho detto a nessuno, sembrerà stupido ma provo imbarazzo e vergogna, come se la tua malattia fosse una colpa, una punizione.

Su un punto importante ci troviamo d'accordo, però: sulla necessità di fare un'altra visita, per avere un secondo parere, non si sa mai. Questa volta vogliamo rivolgerci a un centro specializzato per la cura dei tumori. Non ci interessa che sia vicino o lontano, l'importante è che siano bravi. Cerco in Internet, apro alcune delle migliaia di pagine elencate, in una si parla di visita multidisciplinare e approccio integrato, mi incuriosisco, leggo, cerco di capire di cosa si tratta. Chiamo immediatamente il numero di telefono riportato e fisso un appuntamento. Prima non è possibile, mi ripete l'operatore. Abbiamo alcune settimane davanti che decidiamo di trascorrere al mare. Ci farà bene, no?

"Nuvole dal mare portano tempesta!", dicevano i vecchi pescatori ai bambini. Non importa, penso. A 57 anni non è la tempesta che mi spaventa. Ho freddo, neanche il sole dell'estate riesce a scaldarmi. Non temo il vento che soffia e non temo neanche la furia del mare. Arrabbiata, amareggiata, sola, abbandonata e tradita, sì, proprio così: tradita dal destino che rovina i miei piani. Ecco come mi sento. Mi gira la testa. In mente una vecchia canzone, non ricordo la melodia e neppure chi la cantasse; solo le parole si ripetono nella testa e mi suonano nell'anima, come un vecchio disco inceppato: Così tremendo che picchia forte, così tremendo che abbatte case e porte, amaro come un dolore, amaro e senza cuore, nero che uccide e va oltre, gelo che non si aspetta, che spezza terra e monti[4].

Siamo pronti a rientrare in città. I giorni al mare sono trascorsi più o meno velocemente. Abbiamo visto gli amici di sempre, siamo scesi al solito bagno, abbiamo chiacchierato del tempo e dei prezzi con il bagnino e la barista del chiosco. Abbiamo avuto grande cura nell'evitare di parlare di quello che ci aspetta al rientro, immersi nei nostri pensieri, nella lettura del romanzo giallo consigliato dalla mia amica Renza, nella quotidianità irreale di quella vacanza tranquilla. La quiete prima della tempesta, ho più volte pensato.

Prima di chiudere la casa e rientrare in città, ti ho sorpreso a sospirare e a chiederti a mezza voce "Chissà quando sarà possibile tornare". Non ho lasciato correre, questa volta: "Vedrai che le cose si sistemeranno, sentiremo altri specialisti. In quel centro era in cura anche la nostra amica Piera". "Piera... Quale Piera? Quella Piera morta di cancro? Ottimo, adesso sono più sereno". Non ho osato replicare. Durante il viaggio di ritorno siamo rimasti in silenzio, assorti. Lontani. Dal finestrino della macchina, il mare appare calmo e piatto. Fisso la linea blu dell'orizzonte, cerco di cogliere i lenti e quasi impercettibili movimenti dell'acqua e da loro farmi cullare. Sono consapevole che la tua malattia cambierà la nostra vita, la sta già cambiando, e questo mi spaventa. Sono contenta di rientrare a scuola, domani. Vedrò i bambini della mia classe, quest'anno andiamo in quarta; saranno cresciuti, avranno così tanti episodi da raccontare. Anche le colleghe avranno mille avventure da condividere: lascerò parlare loro, meglio; non ho voglia di spiegare il malessere, l'irragionevole vergogna, il freddo costante dal giorno in cui mi hai reso partecipe dell'esito della biopsia.

Ancora due settimane alla visita, questa volta voglio essere pronta, voglio capire. Richiamo il numero attraverso il quale avevo fissato l'appuntamento. La segreteria mi spiega bene. "La visita dura una trentina di minuti; è multidisciplinare in quanto partecipano tutti gli specialisti coinvolti nel processo di cura, quindi l'urologo, l'oncologo radioterapista, lo psicologo, e, in casi particolari, l'oncologo medico". Mi pone alcune semplici domande, a quando risale la diagnosi, se stai facendo qualche terapia, quando hai fatto l'ultimo PSA. Mi consiglia anche di prepararci alla visita leggendo un libricino sul tumore della prostata che troviamo in Internet.

Oncologo radioterapista, oncologo medico: che differenza ci sarà? Di quali terapie si occuperanno? Quali sono i casi particolari in cui viene chiamato l'oncologo medico? Tu quale caso sei? O forse per te bastano urologo e oncologo radioterapista? E come mai c'è anche lo psicologo? Per aiutare pazienti e familiari a gestire le brutte notizie riguardanti la malattia che i medici devono comunicare? Per paura che si impazzisca dal dolore? Domande che tengo per me, non oso richiamare la gentile signorina.

È il giorno della visita multidisciplinare, finalmente. Termina l'ansia dell'attesa. Non sono un'ingenua, so che ci saranno nuove ragioni per cui essere ansiosi ma almeno avremo la conferma della giusta cura. Ho sistemato tutte le carte sul tavolino dell'ingresso: le analisi del sangue, la biopsia, l'impegnativa. Spero di non aver dimenticato nulla. Ci prepariamo in silenzio: una doccia veloce, un caffè, una fetta bi-

---

[4] Le parole riprendono il testo di "Dolcenera" di Fabrizio de André.

scottata con la marmellata di Carla. Sono inquieta. Speriamo di trovare medici gentili e preparati. Non mi dispiacerebbe se tra loro ci fosse una donna. Ti faranno anche l'esplorazione rettale? Devo uscire dalla stanza in quel momento? Sarai imbarazzato che io assista? Sarò imbarazzata ad assistere?

Eccoci, siamo arrivati davanti all'ospedale. Troviamo parcheggio vicino all'ingresso. Strano, può essere che tanta gente sia fuori Milano, ancora in vacanza. Siamo già stati qui, quando Piera era ricoverata. Ricordi l'ingresso e l'edicola? Non parliamo, sbrighiamo le procedure di accettazione e ci sediamo nella grande sala di attesa. Leggi il giornale, assorto, come se essere aggiornato su quello che succede nel mondo sia prioritario. Io fisso le porte chiuse degli ambulatori, leggo e rileggo le informazioni per i pazienti che ho raccolto al punto informazioni.

Per un attimo, distolgo lo sguardo dalla porta, mi giro: quanta gente che attende il proprio turno in silenzio. In molte persone colgo i segni che la malattia ha lasciato. Una donna è completamente senza capelli e porta un cappellino molto civettuolo; nonostante la malattia, è ben curata, truccata, scruta il tabellone in attesa del suo turno. Una coppia di mezza età attraversa la sala, lei spinge faticosamente il marito sulla sedia a rotelle. È questo quello che mi aspetta? Provo una stretta allo stomaco, ho la nausea, mi sento soffocare. Devo uscire a prendere una boccata d'aria. Quest'attesa è snervante. Quando arriverà il nostro turno? Cosa ci diranno? Dovrà operarsi alla svelta? E se, nel frattempo, il tumore fosse andato avanti? Se mi dicessero che neanche l'operazione ti potrebbe salvare? Cosa ci aspetta? Non devo pensarci, devo farmi coraggio e starti vicino. Devo rientrare.

Di tanto in tanto, la porta dell'ambulatorio si apre: pazienti che entrano, pazienti che escono. Vorrei avvicinarmi a qualcuno di loro e capire come è andata, cosa gli è stato detto, se deve essere operato. Un'infermiera ti chiede la documentazione. Ci siamo, penso, è ora, tra poco è il nostro turno, tra poco incontreremo i dottori e sapremo. Ancora il freddo, ho le mani gelate, lo stomaco è chiuso. Quanto tempo ci stanno mettendo per esaminare le carte. Ti guardo, hai smesso di leggere il giornale, sei in piedi, passeggi nervoso.

Il tabellone luminoso sul quale scorrono i numeri indica il 354, eccoci. La porta dell'ambulatorio si apre, esce l'infermiera di poco fa, una signora di mezza età, sorridente, ci fa segno di entrare. Il mio cavaliere, come sempre: mi fai passare avanti, accompagnandomi con la mano sulla schiena. Sto tremando, le gambe sembrano cedere, il cuore batte all'impazzata, la bocca è asciutta e amara, questo dannato freddo che mi paralizza da quando ti è stato diagnosticato il cancro.

Un medico si alza per salutarci. Ci accomodiamo. Quante persone. Hanno tutti il camice bianco, tutti tranne una giovane donna. Se lo sarà dimenticato? Oppure è così che partecipa alla visita? Non capisco. Mi sorride con lo sguardo, smetto di pensare al camice. Un dottore fa le presentazioni e spiega il perché della visita multidisciplinare. "Partendo dal PSA pre-biopsia, dal riscontro dell'esplorazione rettale e dal Gleason Score indicato sul referto della biopsia, possiamo distinguere per il tumore della prostata alcune classi di rischio: molto basso, basso, intermedio, alto, molto alto." Gleason: ecco cosa indicano quei numeri sul referto istologico, subito dopo adenocarcinoma bla bla bla. "Noi sappiamo che la classe di rischio basso è quella con la prognosi più favorevole, quella che ha più chance di guarigione o di un controllo della malattia a lungo termine". Mi sembra che la tua dottoressa abbia parlato di classe di rischio basso. Quindi, se fosse così, non sarebbe male, no? Non credo che, se la tua classe fosse alta, il dottore mi darebbe queste informazioni. Perché non sarebbero pertinenti, no? "I pazienti in classe di rischio basso hanno più terapie radicali con finalità curative tra cui scegliere: la prostatectomia radicale (Box 2.1), la radioterapia (Box 2.2) e la brachiterapia (Box 2.3)". Finalità curative: con il fine di curare, quindi. "Queste terapie sono egualmente efficaci per il controllo della malattia ma causano diversi effetti collaterali". Non capisco: non c'è differenza sia che io tolga il tumore con la chirurgia, sia che io faccia la radioterapia? Ma è

Box 2.1 La prostatectomia radicale

Cosa è?
- Consiste nell'asportazione totale della prostata, delle vescicole seminali e, generalmente, dei linfonodi presenti nel bacino. Le tecniche possono essere:
  - a cielo aperto: il chirurgo incide l'addome oppure l'area tra scroto e ano. È un intervento complesso, che richiede buone capacità di recupero;
  - per via laparoscopica: attraverso alcune piccole incisioni nella parte inferiore dell'addome si introduce una videocamera e gli strumenti chirurgici per asportare la prostata. L'intervento è più lungo rispetto all'intervento a cielo aperto ma i tempi di ricovero e di recupero sono più brevi;
  - chirurgia robotica: attraverso piccole incisioni nell'addome si introduce una videocamera e gli strumenti chirurgici; il robot guidato dal chirurgo esegue l'intervento. I tempi di recupero sono relativamente brevi.
- L'intervento può danneggiare la funzione erettile e la continenza urinaria. Per ridurre soprattutto i problemi di disfunzione erettile, quando le caratteristiche del tumore lo permettano, il chirurgo può proporre la prostatectomia radicale *nerve-sparing*, con l'obiettivo di risparmiare i fasci nervosi che decorrono in prossimità della prostata e preservare i nervi.
- Dopo l'intervento, l'anatomopatologo esamina il tessuto asportato e stabilisce alcuni parametri: il *grading* (ovvero l'aggressività della neoplasia), l'estensione del tumore, se i linfonodi sono stati coinvolti dal tumore, oppure se l'intervento è stato radicale.
- In base a questi parametri è possibile valutare la necessità di ulteriori terapie (radioterapia e/o terapia ormonale), che ottimizzino il risultato della chirurgia e riducano i rischi di ricaduta di malattia.

Possibili effetti collaterali
- Gli effetti collaterali più frequenti sono la disfunzione erettile, l'assenza di eiaculazione e l'incontinenza urinaria.
- La disfunzione erettile è causata dal ridotto afflusso di sangue al pene a seguito della compromissione di arterie e/o nervi. Purtroppo, è un rischio frequente perché anche un danno lieve, spesso inevitabile, può compromettere la funzione erettile, soprattutto nei pazienti anziani.
- L'assenza di eiaculazione è dovuta all'asportazione delle vescicole seminali che contengono il liquido seminale. Per tale motivo, se si desidera avere figli dopo l'intervento, è opportuno considerare la possibilità di depositare lo sperma presso una "banca del seme".
- I problemi di incontinenza urinaria dopo l'intervento si manifestano con la perdita di urina all'aumento della pressione addominale, ad esempio in conseguenza di uno sforzo (sollevando pesi, tossendo, starnutendo, ecc.). Nella maggior parte dei pazienti l'incontinenza, che compare dopo la rimozione del catetere, migliora entro 6–12 mesi. Dopo questo periodo, solo una minima parte dei pazienti deve fare ricorso agli assorbenti o all'applicazione di un catetere.

possibile? "Proprio perché ci sono più terapie, durante la visita multidisciplinare vogliamo offrire al paziente l'opportunità di ricevere informazioni sulle diverse opzioni, sui vantaggi e sui possibili effetti collaterali di ogni terapia. La scelta è lasciata al paziente che deve tenere conto delle sue priorità e di quello che ritiene importante

Box 2.2 La radioterapia

Cosa è?
- La radioterapia utilizza radiazioni ionizzanti ad alta energia per distruggere le cellule tumorali, cercando al tempo stesso di proteggere i tessuti e gli organi sani circostanti.
- Se l'intento è curativo, la radioterapia ha lo scopo di eliminare radicalmente tutte le cellule tumorali presenti nella prostata e/o nei linfonodi pelvici. Se l'intento è adiuvante postoperatorio, la radioterapia è effettuata pochi mesi dopo l'intervento di prostatectomia per eliminare eventuali cellule tumorali residue e ridurre il rischio di recidiva locale. L'intento può essere altresì postoperatorio di salvataggio: in questo caso, la radioterapia si effettua dopo l'intervento chirurgico solo se il PSA dovesse risalire e/o se fosse riscontrata una recidiva locale. La radioterapia può avere anche intento palliativo se viene effettuata quando la malattia si è diffusa ad altri organi, per esempio alle ossa, per alleviare il dolore e consolidare l'osso, riducendo il rischio di frattura. Si può effettuare un trattamento palliativo anche sulla prostata quando la malattia è localmente estesa e può condizionare una sintomatologia locale da compressione/infiltrazione degli organi vicini.
- La radioterapia può essere a fasci esterni quando le radiazioni sono prodotte da una macchina chiamata acceleratore lineare oppure intracavitaria quando le sorgenti radioattive sono posizionate all'interno della ghiandola prostatica. In questo caso si parla di brachiterapia.
- La radioterapia a fasci esterni è una delle opzioni terapeutiche curative per il tumore della prostata a rischio basso, intermedio e alto. In collaborazione con il fisico sanitario, l'oncologo radioterapista elabora un piano di cura personalizzato, in modo che la radioterapia sia somministrata al tumore, risparmiando quanto più possibile degli organi vicini. La seduta dura pochi minuti ed è necessario rimanere immobili sul lettino nella sala di terapia.

Possibili effetti collaterali
- Gli effetti collaterali possono essere acuti se si manifestano durante il ciclo di trattamento o tardivi se compaiono a distanza di mesi o anni dalla conclusione del trattamento.
- Tra gli effetti collaterali acuti:
  - disturbi della minzione: aumento della frequenza, dolore e/o bruciore, urgenza, riduzione del getto, sangue nelle urine;
  - sintomi intestinali: dolore, bruciore e sensazione di peso anale; perdita di sangue e/o muco dal retto soprattutto dopo la defecazione; stimolo a evacuare senza riuscire a scaricarsi; in caso di irradiazione dei linfonodi pelvici lieve o moderata diarrea, meteorismo e lievi e saltuari dolori addominali;
  - *fatigue*: senso di debolezza generale.
- La maggior parte degli effetti collaterali acuti scompare gradualmente nel giro di un mese dalla conclusione della terapia.
- Tra gli effetti collaterali tardivi:
  - disfunzione erettile;
  - diminuzione o scomparsa del liquido seminale;
  - sintomi intestinali: saltuaria presenza di sangue nelle feci, meteorismo, perdita di muco dal retto (raro) oppure svuotamento dell'intestino anche più volte al giorno (raro).
- Gli effetti collaterali tardivi tendono a diventare permanenti.

Box 2.3 La brachiterapia

Cosa è?
- Con la brachiterapia le sorgenti radioattive (impropriamente dette "semi") sono posizionate all'interno della prostata durante un piccolo intervento di circa due ore, in anestesia epidurale o generale e sotto guida ecografica transrettale. Non tutti i pazienti sono candidati al trattamento brachiterapico. Per questa ragione, è necessaria una valutazione mediante ecografia della prostata con sonda transrettale e uroflussometria.
- La brachiterapia è indicata in caso di tumori della prostata a basso rischio di progressione; per le forme tumorali a rischio intermedio e alto è solitamente associata alla radioterapia a fasci esterni e alla terapia ormonale.
- Può essere effettuata con impianto permanente o temporaneo.
- Nella brachiterapia con impianto permanente le sorgenti radioattive sono posizionate all'interno della prostata, rilasciano la radioattività fino all'esaurimento dopo alcuni mesi e non devono essere rimosse dalla prostata.
- Nella brachiterapia con impianto temporaneo le sorgenti radioattive sono inserite nella prostata mediante appositi vettori una o più volte, a seconda del piano terapeutico. L'irradiazione della prostata avviene generalmente due volte al giorno (mattina e sera) per due giorni consecutivi.

Possibili effetti collaterali
- La brachiterapia può causare, in linea generale, gli stessi effetti collaterali della radioterapia a fasci esterni. Gli effetti collaterali a carico dell'intestino sono molto meno frequenti rispetto a quelli indotti dalla radioterapia a fasci esterni ma il rischio di problemi urinari, quindi difficoltà a urinare spontaneamente, minzione dolorosa, più frequente e/o più scarsa, può essere più elevato. Per questo motivo un catetere è inserito dopo l'impianto.
- L'inserimento delle sorgenti radioattive nella prostata provoca un lieve dolore durante la procedura e dopo che i semi sono impiantati. È frequente riscontrare tracce di sangue nelle urine.

per la sua qualità della vita". Come scelta lasciata al paziente? Saranno i medici a dirci quale terapia sia meglio, no? Cosa vuol dire tenere conto delle priorità? Cosa sono le priorità? La priorità è che tu guarisca, questa è la priorità. Sinceramente pensare alla qualità della vita dopo una diagnosi di tumore mi sembra fuori luogo: voglio che tu ti salvi, punto.

L'urologa descrive la prostatectomia radicale, vale a dire l'asportazione chirurgica della prostata, delle vescicole seminali e dei linfonodi vicini.

La dottoressa ha davanti un libretto, lo stesso che anch'io ho scaricato da Internet, e spiega come avviene l'intervento, indicando un'immagine. Elenca, in modo molto chiaro, anche i possibili effetti collaterali dell'operazione: incontinenza urinaria, disfunzione erettile e scomparsa dell'eiaculazione. L'incontinenza è la tua grande preoccupazione, temi di dovere portare per sempre il pannolone. L'urologa ti spiega che, molto spesso, il danno è solo temporaneo e che, con una buona riabilitazione, il problema si dovrebbe risolvere in qualche mese. La scomparsa dell'erezione spontanea è, invece, purtroppo, un effetto collaterale più frequente. L'intervento è delicato: può capitare che i nervi che controllano l'erezione vengano danneggiati mentre si asporta la prostata. Per ovviare a questo problema esistono, ci dice, alcuni farmaci.

L'oncologo radioterapista ci parla della radioterapia a fasci esterni e della brachiterapia. La radioterapia a fasci esterni utilizza i raggi prodotti da una macchina che si chiama acceleratore lineare. Non è strano pensare ai raggi che, distruggendo, curano? Nel nostro immaginario raggi e radiazioni ricordano la bomba atomica,

Box 2.4 Gli atteggiamenti osservazionali

Cosa sono?
- Gli atteggiamenti osservazionali nel tumore della prostata sono programmi di controlli ed esami in alternativa al trattamento, proponibili a particolari tipologie di pazienti.
- La sorveglianza attiva è proponibile ai pazienti con tumore della prostata in classe di rischio molto bassa e bassa, quindi con prognosi favorevole, in buone condizioni di salute, con un'aspettativa di vita superiore a 10 anni, candidati a trattamento radicale. Devono essere presenti tutti i seguenti fattori: stadio T pari o inferiore a 2a, Gleason pari o inferiore a 3+3, PSA inferiore a 10 ng/ml, numero limitato di campioni bioptici positivi. In questi casi è infatti probabile che il tumore possa non evolvere in una forma aggressiva e, per questo, è definito indolente. La sorveglianza attiva prevede controlli clinici, di laboratorio (test del PSA) e strumentali (biopsia transrettale e, in alcuni protocolli, ecografia) a intervalli periodici e ravvicinati, secondo il protocollo adottato. Se qualche parametro cambia (per esempio il PSA cresce troppo rapidamente oppure alla biopsia di controllo aumenta il numero dei campioni positivi o il Gleason), è possibile proporre un trattamento curativo (chirurgia, radioterapia a fasci esterni, brachiterapia). In alcune realtà internazionali la sorveglianza attiva è considerata pratica clinica accettata, mentre è di recente introduzione in Italia. Per questo motivo è bene affidarsi a centri che seguono un preciso protocollo.
- La vigile attesa è proponibile, indipendentemente dalle caratteristiche della malattia, ai pazienti con tumore della prostata che non presentano sintomi particolari, affetti anche da altre malattie importanti o con un'aspettativa di vita inferiore a 10 anni. I controlli con PSA ed esplorazione rettale sono in genere ogni sei mesi. Il paziente viene indirizzato al trattamento, generalmente di tipo ormonale, solo se il tumore della prostata crea disturbi.

Chernobyl, il Giappone solo poco tempo fa, morte e distruzione. Ci possiamo fidare di questi raggi buoni? Con la brachiterapia, la radioattività agisce dall'interno. Non c'è una macchina che produce i raggi ma vengono posizionate piccole sorgenti radioattive direttamente nella prostata. Sembra quasi fantascienza.

Anche di queste terapie ci vengono ben descritti gli effetti collaterali: disturbi della minzione, sintomi intestinali vari, sanguinamento, disfunzione erettile. Mi ha sconvolto sapere che questi problemi potrebbero capitarci durante la radioterapia o subito dopo il termine, ok, ci sta, ma anche a distanza di anni.

I medici sottolineano che tutte le proposte terapeutiche descritte sono efficaci in modo uguale, e cioè che le terapie garantiscono le stesse percentuali di guarigione. Questo significa che non c'è una terapia migliore delle altre e che la scelta spetta quindi al paziente. A te, quindi. O a noi.

L'oncologo radioterapista aggiunge che esistono tumori indolenti e non aggressivi, che potrebbero non evolversi mai nell'arco della vita, che vengono diagnosticati in seguito a un rialzo del PSA ma che non costituiscono una minaccia di morte. Sono tumori piccoli, localizzati, come sembra essere il tuo, forse. Ma è possibile? Non so, sono un po' confusa. Non mi sono ancora ripresa dallo shock di saperti ammalato, ho ancora troppa paura che questo tumore ti porti via. Tutte queste parole sulle terapie e adesso ci dicono che forse queste cellule impazzite nella tua prostata potrebbero non essere pericolose. Come ti senti? Perché non mi guardi? "Questi tumori indolenti possono non essere trattati e solo monitorati nel tempo attraverso una serie di controlli con esami del sangue, visite e biopsie. Si tratta di un atteggiamento osservazionale (Box 2.4) chiamato sorveglianza attiva, che evita quindi al paziente le terapie e, soprattutto, i relativi effetti collaterali, mantenendo intatta, quindi, la qualità della vita".

Ferma e zitta, ascolto le spiegazioni molto professionali dei medici. Quante notizie. Siamo arrivati informati dell'intervento chirurgico e ora abbiamo davanti diverse terapie tra cui scegliere e forse anche la possibilità di non fare nessuna terapia. Ho la testa piena di parole, vorrei un po' di silenzio. Sto facendo davvero fatica, me ne rendo conto. Da una parte sento il bisogno di fare ordine, di sistemare con calma le informazioni che abbiamo ricevuto; dall'altra voglio continuare ad ascoltare attentamente, anche il minimo dettaglio è importantissimo. Voglio cogliere ogni particolare o sfumatura nell'espressione e nella mimica di chi parla ma sono provata. Che bello se potessimo rimanere soli, io e te, solo qualche minuto, per scambiare due parole su quello che ci è stato detto.

Ti vedo, sai? Sei molto attento, ascolti le spiegazioni, ti muovi leggermente sulla sedia. Lo fai quando sei nervoso, ti conosco. Cosa starai pensando? Che effetto ti fanno queste notizie, la possibilità di scegliere, la possibilità di non fare la terapia subito? Non chiedi, non interroghi, non poni domande. Devo reagire. Devo intervenire io, anche per te.

I medici appaiono cordiali e ben disposti, chiedono se ci sono domande. La signora senza camice, che ho capito essere la psicologa, chiede come stiamo.

La voce trema ma mi faccio coraggio: "Perché il primo urologo che abbiamo consultato ha parlato solo di operazione e non di radioterapia o di quell'altra possibilità, come si chiama? Quella radioterapia che avete spiegato prima con i semi? Rispetto ai soli controlli, se il tumore dovesse progredire e andare in giro? Non è pericoloso? Lo so, mi hanno già consigliato di non fare paragoni ma suo padre ha avuto un cancro al polmone, è vissuto poco, nonostante le cure. Come è possibile che mio marito si tenga un tumore senza fare niente? Un'altra domanda sulla radioterapia: siete sicuri che sia efficace come l'operazione? Le radiazioni non sono pericolose per gli altri organi? Cosa succede se, per curare il tumore alla prostata, vengono colpiti anche gli organi intorno? Perché la sorella di una mia collega è stata irradiata alla mammella ma, in seguito, ha avuto tanti problemi a un braccio. Se si dovesse fare operare, certo, che fastidio il pannolone. Ma se così risolviamo, cosa importa? Certo, l'impotenza è un problema ma in questo momento non è in cima alle priorità, ora non m'interessa" (Fergus, 2011).

Sono un fiume in piena, ho bisogno di rassicurazioni, ho sete di risposte chiare, che devo sentire come buone, rassicuranti. Il mio nome, solo un sussurro, viene dalla tua parte, sei tu, mi stringi la mano e mi sorridi, come per volermi fermare. Scusami, amore, se ti ho messo in imbarazzo con tutte queste domande ma devo sapere.

L'oncologo radioterapista mi rassicura: l'evidenza medica internazionale è chiara, chirurgia, radioterapia e brachiterapia sono parimente efficaci; le radiazioni sono mirate sul tumore e non andranno a colpire gli altri organi; la sorveglianza attiva non significa non fare niente, perché la malattia è monitorata nel tempo con visite e esami, pronti a intervenire se dovessero modificarsi i parametri o se il paziente decidesse di voler fare un trattamento che il medico chiama "attivo". Aggiunge che la sorveglianza viene proposta solo a un gruppo ristretto e selezionato di pazienti, con caratteristiche favorevoli. L'urologa spiega che, molto probabilmente, il primo urologo consultato ha parlato solo di prostatectomia per una questione di sua formazione personale e per fiducia nella terapia che lui stesso pratica. Il vantaggio della visita multidisciplinare è proprio quello di offrire al paziente l'opportunità di confrontarsi con più specialisti esperti nella cura del tumore alla prostata, che presentano il ventaglio di opzioni terapeutiche e osservazionali possibili per il paziente che hanno davanti.

In questo momento non riesco a percepire tutti i vantaggi di questa visita. E tu? Io vorrei che qualcuno ci dicesse cosa accidenti dobbiamo fare. Tu no? Rispetto il tuo silenzio e lì, in quel momento, non oso dire niente.

La psicologa offre la possibilità di organizzare una serie di colloqui, al paziente e ai familiari, per parlare di eventuali ansie e fatiche legate alla diagnosi, alla malattia e alla cura (Chambers et al., 2011). Lo chiama sostegno psicologico[5]. Potremmo anche fermarci ora, ci suggerisce il dottore, il radioterapista. L'incontro con la psicologa subito dopo la visita potrebbe aiutarci a prendere una decisione. Come ha detto lui? A gestire la *"fase decisionale"* (Davison e Breckon, 2011; Zeliadt et al., 2011).

La visita è terminata. Non ci chiedono di decidere qui e ora, non saprei – e credo neanche tu – cosa scegliere. Dobbiamo ripensare alle possibilità che ci hanno illustrato, rivedere i pro e i contro di ciascuna terapia, anche con il supporto del libretto di cui ora riceviamo anche una copia cartacea, parlarne con il nostro medico. Ci rivediamo tra circa un mese. "No, signora, non è tanto in là. Non c'è fretta, mi creda. Prendetevi il tempo necessario. L'importante è che arriviate a fare una scelta consapevole".

Prima di uscire dall'ambulatorio, chiedi di poter effettuare il colloquio con la psicologa. "Mi aspetti?". Non vuoi che entri con te, è ovvio. Sinceramente sono contenta così, preferisco rimanere fuori e fare ordine nei pensieri, non sarei in grado di reggere altro, oggi.

È passata anche la visita multidisciplinare, mi sento svuotata. Quante informazioni. La dottoressa di base aveva ragione, allora, quando diceva che il tuo tumore non sembra così aggressivo. Pensavo stesse cercando di indorare la pillola. Beh, sono contenta di questo. Addirittura ci sono più opzioni tra cui scegliere e forse anche la possibilità di quella attivata sorveglianza o come accidenti si chiama. Certo che se si potessero evitare tutti quegli effetti collaterali delle terapie non sarebbe male, no? Però dovresti, dovremmo, convivere con il tumore. E com'è convivere con il tumore? Chissà quanti pazienti accettano di essere sorvegliati. Come sarà la loro vita? Non è facile scegliere. Certo, le terapie dovrebbero funzionare tutte bene, così ci hanno detto, ma possibile che non ce ne sia una migliore delle altre? E se il tumore dovesse ritornare dopo la terapia? Cosa potresti fare? Cambierebbe qualcosa aver fatto una terapia piuttosto che l'altra? Però gli effetti collaterali che potrebbero capitarti sono davvero pesanti. È vero, tocca a te decidere. Però è davvero difficile.

---

[5] L'esperienza clinica, unitamente ai dati provenienti da una vasta mole di studi scientifici, mostra come, molto spesso, le persone malate non solo siano in grado di mobilitare buona parte delle proprie risorse interne, ma sappiano anche avvalersi del supporto di familiari e amici per affrontare questa situazione di crisi. Tuttavia, per alcuni pazienti, il livello e/o le caratteristiche dello stato di sofferenza psicologica sono tali da rendere opportuno anche un aiuto professionale specialistico che metta in grado il paziente di riconoscere le proprie risorse e di avvalersene.

2

Vorrei essere capace di starti vicino e di accettare qualsiasi decisione vorrai prendere. Cosa starai raccontando alla dottoressa? Spero tu riesca ad aprirti un po', visto che a me non dici nulla.

Anche se mi sento molto rassicurata rispetto alla gravità della situazione, l'aspetto più strano è che sono convinta che nulla sarà più come prima. Il viaggio in Patagonia che avremmo voluto fare a gennaio? Il matrimonio di Francesca? Il nipotino? Anna e Giuliana che hanno promesso di venirci a trovare a Natale? Certo, probabilmente ci saremo e faremo tutte queste cose. Ma con che testa o con che cuore? Con che serenità? Tocchiamo ferro e immaginiamo che vada tutto bene: farai una terapia, quella che sceglierai tu, ovviamente, il PSA tornerà nella norma, farai i tuoi controlli ma la paura che possa tornare ci sarà sempre. E se dovesse risvegliarsi? I dottori parlavano di quel tumore non cattivo. Come l'hanno chiamato? Ah sì, indolente. E così ho imparato che esistono anche i tumori menefreghisti. E se il tuo, a un certo punto, uscisse dall'apatia?

La mia mente è intasata di pensieri impazziti, slegati, senza senso, come falene intorno alla luce. Certo che, tra tutte le possibilità, quella dei controlli e basta non mi piace proprio (van den Bergh et al., 2012). Ma come è possibile? Ci teniamo il tumore e ce ne andiamo in giro per il mondo? E se fosse un vulcano addormentato? Io mi farei operare, senza dubbio. Lo vorrei togliere completamente, quel maledetto, costi quel che costi. Se questa fosse l'unica strada, sarebbe più facile accettare anche il dopo intervento, l'incontinenza, l'impotenza, il pannolone e i farmaci per l'impotenza. Se fosse l'unica strada, non ci sarebbe spazio per i discorsi sul sentirsi meno uomo, dovessi diventare impotente, no? Fortuna (o sfortuna?) vuole non sia l'unica via. Chiaro, la scelta è tua ma conterà la mia opinione, almeno un pochino, no? Non ti posso parlare ora, ti scaricherei la mia ansia e non credo tu abbia bisogno di questo. Rispetto il silenzio che ti è necessario per decidere ma sto male e, forse egoisticamente, vorrei che tu ne tenessi conto (Tanner et al., 2011). Le priorità sono altre. Le priorità sono che tu decida cosa fare, ti faccia curare e torni presto a stare bene, che Francesca si sposi e ci dia un bel nipotino sano e pieno di vita, che ci faccia dimenticare i nostri corpi che invecchiano e si ammalano. Che contraddizione: provo dolore per la tua malattia e gioia perché diventerò nonna e terrò tra le braccia il nostro nipotino, di cui mi sto immaginando il sorriso e gli occhi. Sto piangendo. Sono le prime lacrime da quando mi hai detto del tumore. Potessi parlarne con qualcuno. E se chiamassi la dottoressa, la psicologa, quella senza camice?

Dalla visita multidisciplinare alla riunione collegiale

L. Bellardita

Il lunedì è sempre una giornata piuttosto impegnativa, in ospedale. La partenza è in quarta, con l'organizzazione della settimana, le riunioni per discutere le attività di ricerca e, soprattutto, la riunione collegiale con i medici. Anche oggi, come tutte le settimane, gli specialisti coinvolti nelle visite multidisciplinari per i pazienti con tumore della prostata, quindi urologi, oncologi radioterapisti, oncologi medici e psicologi, si riuniranno per rivedere le cartelle dei pazienti che hanno effettuato un consulto la settimana prima, condividere le scelte terapeutiche, confrontarsi sulle decisioni cliniche, valutare che le linee guida siano state correttamente applicate (Valdagni et al., 2011).

Le prime volte che ho partecipato alle visite multidisciplinari così come alle riunioni collegiali mi sono sentita il classico pesce fuor d'acqua. Ci ho messo un po' a capire, e forse non si finisce mai di imparare, come la presenza mia e dei miei colleghi psicologi potesse essere utile ai medici. Con il passare del tempo ho iniziato a vedere che, in alcune situazioni, osservare da una prospettiva diversa da quella medico-clinica offre la possibilità di condividere, con il paziente e i suoi familiari, particolari spunti che si rivelano poi utili nel sostenere il paziente nella scelta oppure nell'offrire un supporto psicologico per affrontare le difficoltà legate alla malattia. L'occhio clinico dello psicologo sugli aspetti emotivi e relazionali rappresenta a volte l'opportunità per i medici per comprendere meglio come il paziente affronta la malattia (Bellardita et al., 2011).

Oggi la riunione sarà impegnativa, saranno discussi i casi dei pazienti che sono venuti in visita multidisciplinare settimana scorsa, quando ero io "di turno", con alcune situazioni davvero complesse. Il nostro modello organizzativo prevede la presenza dello psicologo, insieme a urologo, oncologo radioterapista e oncologo medico, durante la visita multidisciplinare. Credo che, spesso, pazienti e familiari se ne domandino la ragione. Temo anche che, qualche volta, si rispondano che, in previsione di notizie angoscianti, lo psicologo sarà necessario per offrire un supporto/conforto

---

L. Bellardita (✉)
Psicologa, Psicoterapeuta
Fondazione ProADAMO Onlus/Programma Prostata
Fondazione IRCCS Istituto Nazionale dei Tumori, Milano
E-mail: lara.bellardita@istitutotumori.mi.it

professionale. Qualche volta mi chiedo se l'essere in ambulatorio non possa aumentare l'ansia e il disagio di pazienti e familiari.

Che ci faccio io, davvero, in stanza con i clinici? Vengo presentata al paziente, e poi rimango inizialmente per lo più silenziosa. E osservo. Ecco cosa faccio: io osservo. Osservo se il paziente è sul punto di fare una domanda ma non sa cogliere il momento più opportuno per interrompere il flusso di informazioni, per lui importantissime, che sta ricevendo. Osservo se il paziente afferma di essere tranquillo mentre il suo corpo è teso, la gamba si muove incessantemente, gli occhi sono lucidi, i pugni serrati. Perché, spesso, il corpo dice quello che non viene detto con le parole. Quando riscontro qualcosa che non mi sembra congruo, chiedo. Già, come se fosse semplice. Sia chiedere sia rispondere, certo. "È preoccupato?". Mi aspetto che qualcuno, un giorno, mi risponda: "Ma dottoressa, cosa va a pensare! Io preoccupato? Dovrei esserlo secondo Lei?".

Stare in ascolto per qualche momento mi permette di prestare un'attenzione focalizzata a quello che succede, a quello che viene detto e a quello che non viene detto. E questo mi permette di fare un intervento o una domanda che credo possa facilitare al paziente la comunicazione con i medici durante la visita.

Spesso, mi sento più a mio agio nel chiedere al paziente, verso la fine della visita, se desidera approfondire qualche aspetto emerso durante le spiegazioni e informo della possibilità di prenderci lo spazio per riflettere sulle informazioni che sono state date, mettendole in collegamento con le priorità soggettive di questo momento, di questa fase della sua vita. Eh sì, perché c'è il tumore, e questa è la novità con cui fare i conti ora, ma ci sono gli altri pezzi della vita da tenere insieme (Steginga et al., 2002; Zeliadt et al., 2006). Ricordo quella volta in cui un paziente doveva incastrare l'inizio delle terapie prima che iniziasse il lavoro che aveva da poco trovato. Certo, la salute prima di tutto ma quando si rischia di perdere il posto perché si rimane a casa in malattia, si cerca di trovare dei compromessi, talvolta anche dolorosi. In diverse occasioni mi è capitato di sentire che la prima reazione davanti alla diagnosi di tumore fosse quella di fare qualcosa immediatamente, per eliminare il problema e non pensarci più, "via il dente, via il dolore" dicono qualche volta i pazienti. Eppure, nonostante l'angoscia, la paura che la malattia, nell'arco di un tempo anche molto breve, peggiori in maniera pericolosa e irreversibile, emergono gradualmente altri bisogni, le contingenze professionali, la vita di coppia, il bisogno di normalità.

Devo prepararmi alla discussione dei casi di settimana scorsa. Prima della riunione collegiale è opportuno che rifaccia il punto della situazione e riveda le informazioni emerse durante i colloqui.

Comincio con Giovanni, 63 anni, con moglie. Sovente accade che, dopo aver ricevuto la diagnosi da un urologo di un'altra struttura, il paziente venga inviato al nostro gruppo dall'urologo stesso oppure dal medico di medicina generale. In altre occasioni il paziente viene a conoscenza del nostro approccio multidisciplinare navigando in Internet e con il passa parola, che talvolta funzionano meglio della pubblicità. Spesso i pazienti si rivolgono a noi per una seconda opinione, per avere conferma di quanto altri professionisti hanno già illustrato, per sapere quali strade possono intraprendere e per sentirselo dire, contemporaneamente, dai diversi specialisti coinvolti nel processo di cura. Giovanni era arrivato a noi attraverso Internet, dopo essere stato da un urologo che gli aveva consigliato di farsi operare.

Mi ha colpito la moglie di Giovanni, visibilmente esausta, un misto di ansia, rassegnazione e fermezza. Una confusa attenzione, la determinazione nel chiedere, nel voler sapere se davvero le varie proposte terapeutiche avrebbero garantito la guarigione di suo marito. In particolare, era chiaramente perplessa davanti alla proposta della sorveglianza attiva.

Lui, Giovanni, più silenzioso, anche lui molto tirato. Educato e piuttosto trattenuto. Ascoltava con concentrazione, faceva qualche domanda ma, soprattutto, dava l'impressione di non volersi perdere neanche una sillaba di quanto i medici gli stavano spiegando. Le uniche interruzioni sono state per chiedere i dettagli sugli effetti collaterali delle terapie.

Mi ha colpito il suo sguardo attento e incuriosito durante la presentazione della sorveglianza attiva. Aveva già letto qualcosa durante le sue ricerche in Internet, ma non aveva preso seriamente le informazioni trovate, sapendo bene che non sempre quello che scarichi dalla rete è affidabile e che spesso le diverse possibilità vanno declinate sul singolo caso.

L'urologo e l'oncologo radioterapista hanno inquadrato il caso, spiegato le possibili terapie e lasciato aperta la possibilità della sorveglianza attiva se la revisione dei vetrini avesse confermato il numero di campioni positivi e la scarsa aggressività della malattia. Quanti concetti nuovi si imparano frequentando un ambulatorio medico.

Verso il termine della visita i medici, che hanno evidentemente colto la tensione del paziente, e forse, soprattutto, quella della moglie, mi hanno passato la palla e hanno presentato a Giovanni la possibilità di fare un colloquio focalizzato sul processo decisionale, per valutare, dal suo unico e soggettivo punto di vista, che cosa avrebbe significato per lui scegliere una strada piuttosto che l'altra.

Giovanni ha accettato l'offerta. Non subito, però: ha atteso che la visita fosse quasi finita e, poco prima di uscire dalla stanza, mi ha semplicemente chiesto se fossi libera. Mi ha abbastanza sorpreso perché, fino a quel momento, aveva cercato in tutti i modi di tenere controllate le sue emozioni e credevo che volesse continuare nel ruolo del personaggio "ci penso io, gestisco tutto io".

Come da prassi, ho chiesto al paziente se volesse fare il colloquio da solo o se preferisse che sua moglie fosse presente. Ha semplicemente chiesto alla moglie: "Mi aspetti?". La sta forse proteggendo? Da che cosa? Non ho compreso.

Giovanni si descrive come un uomo che ha sempre controllato la sua vita, ha gestito il suo lavoro, la sua famiglia, si è preso delle responsabilità, anche nei confronti del padre ammalato, mi dirà di lì a poco. Non si tira indietro neanche davanti a questa necessità: decidere quale terapia sia quella più congrua alla sua quotidianità, al suo presente. Certamente, è disorientato dal trovarsi davanti alla necessità di scegliere tra più di un'opzione terapeutica. In genere, se si ha un problema di salute, una malattia, si va dal medico, il medico dà un'indicazione: "Prenda questo farmaco per dieci giorni" oppure "Deve fare l'intervento", come peraltro gli ha consigliato il primo urologo consultato.

Una circostanza ben diversa per Giovanni che è uscito dalla visita multidisciplinare con la novità che non esiste una terapia migliore per il suo caso ma addirittura tre, con l'ipotesi anche della sorveglianza attiva. Non è facile comprendere questa prospettiva, questo modo di lavorare. Giovanni avrebbe preferito che gli specialisti non "snocciolassero" le informazioni come una lista della spesa quanto, piuttosto, che prendessero una posizione chiara rispetto all'opzione terapeutica migliore per lui. "Per i medici è routine e io sono uno dei tanti pazienti che vedranno oggi. Dovrebbero cercare di capire che per me la diagnosi di tumore è stato uno shock pazzesco ed è diventato il problema con cui fare i conti. Come dicono in America? The big C, ecco. Per me è la grande C come cancro".

Giovanni comprende che la decisione finale non può che essere sua ma, allo stesso tempo, avrebbe bisogno di porre ai medici la fatidica domanda che gli uomini con tumore della prostata pongono: "Se fosse in me, dottore, che cosa farebbe? Se fossi Suo padre, che terapia sceglierebbe?".

Giovanni usa un'immagine che mi colpisce: se porti la macchina dal meccanico e lui ti dice che si potrebbe sostituire un pezzo oppure cambiare semplicemente un fusibile, tu ti senti autorizzato a chiedere: "Va bene ma se fosse la tua automobile, cosa faresti? Quale procedura mi offre maggiori garanzie che la macchina continuerà a funzionare bene, mantenendo le sue prestazioni il più lungo possibile?"[6]. Giovanni è abituato a fare le sue scelte ma questa volta non vuole essere lasciato solo. Dalle sue parole traspare il bisogno di una relazione umana, di un incontro che vada oltre la semplice indicazione medica (Luce, 2005).

Come la maggior parte dei pazienti, Giovanni vuole essere protagonista nella scelta. Certo non per tutti è così: a volte vediamo uomini che decidono di delegare alla moglie, alla compagna o ai figli la decisione. Va bene, purché siano, a qualche livello, consapevoli della delega che stanno dando. Allo stesso tempo, però, Giovanni è convinto che gli esperti siano i medici, sono loro che hanno studiato, che conoscono il problema: possibile che non possano esprimersi in maniera più circostanziata?[7]

Gli propongo di fare un colloquio seguendo una traccia, una serie di domande mirate a facilitare il suo processo decisionale (Box 3.1). Cerco di chiarire cosa gli sto proponendo, facendo la premessa che per arrivare a una decisione competente ha bisogno di comprendere e considerare alcuni elementi: 1) quali sono i corsi d'azione disponibili, vale a dire le opzioni terapeutiche adatte al suo caso che gli sono state proposte; 2) quali sono le possibili conseguenze positive e negative, quindi i benefici e i rischi di ciascuna terapia; 3) qual è il peso di ciascun effetto collaterale e l'importanza di ciascun potenziale beneficio; ovvero, quanto può ciascuna conseguenza influenzare le sue abitudini quotidiane, professionali e personali. Gli spiego che le domande che gli farò hanno proprio l'obiettivo di aiutarlo a chiarire i vari elementi necessari per arrivare a una decisione che viene definita "informata" e, in caso fosse necessario, capire come colmare eventuali lacune sia in termini di informazioni sia per quanto riguarda la consapevolezza delle proprie paure, perplessità e bisogni.

---

[6] Questa metafora è stata utilizzata da un paziente durante un colloquio dopo la visita multidisciplinare.

[7] Gli studi sulle preferenze dei pazienti sul tipo di coinvolgimento desiderabile nel processo decisionale evidenziano differenze legate essenzialmente alla relazione con il medico, e al livello di fiducia che caratterizza tale relazione, e ad altre variabili quali età e livello di scolarità (Hillen et al., 2011).

> **Box 3.1 Il processo decisionale** (Charles e Gafni, 2010; Chien et al., 2007; Krist et al., 2007; O'Connor et al., 2003)
>
> **Cosa è?**
> - Molte delle decisioni che riguardano la nostra salute risultano spesso complicate poiché caratterizzate da un fondamentale problema d'incertezza. Si tratta infatti di decisioni che hanno alternative che implicano sia effetti positivi sia negativi. In questo senso, il prendere una decisione si configura come un vero e proprio processo di ricerca di informazioni, valutazione delle conoscenze acquisiste e ponderazione dei rischi e benefici di ciascuna opzione di scelta.
>
> **Conflitto decisionale**
> - Il processo decisionale diventa particolarmente complesso nei casi in cui nessuna alternativa sia in grado di soddisfare completamente gli obiettivi personali dell'individuo e nessuna sia esente dal rischio di incorrere in conseguenze spiacevoli. Questa situazione è nota come "dilemma decisionale" o "conflitto decisionale" definito come "uno stato d'incertezza nell'identificazione del corso d'azione da intraprendere".
>
> **Supporti al processo decisionale**
> - L'utilizzo di supporti alla decisione incrementa la conoscenza dei pazienti rispetto alle opzioni terapeutiche e ai conseguenti rischi e benefici; riduce il conflitto decisionale associato al senso di disinformazione e all'insicurezza circa i propri valori personali; riduce la percentuale di pazienti che rimangono indecisi; stimola le persone ad assumere un ruolo più attivo nel processo decisionale e crea aspettative più realistiche rispetto alle probabilità di rischi e benefici. Tuttavia, la soddisfazione rispetto alla scelta sembra avere a che fare più con la relazione che si instaura tra paziente e medico, o team clinico, piuttosto che con il mero impiego di strumenti di supporto. Ed è per questo che oltre al materiale informativo e alla lista di domande, creare una relazione e un'alleanza con il paziente rappresenta in ogni caso il punto di partenza di una medicina centrata sul paziente.

Giovanni è incuriosito, non sa bene cosa gli sto proponendo ma sembra decidere di volersi fidare.

"Quanto sono vicino a prendere una decisione? Beh, sto ancora valutando tutte le possibilità che ho capito di avere davanti". È importante determinare se Giovanni abbia chiaro quali sono le possibilità che gli sono state proposte. Questo è il primo punto. So bene che i medici gli hanno spiegato tutto: oltre a essere presente con loro in visita, conosco la loro preparazione e professionalità. Tuttavia, la nostra mente non è in grado di registrare coscientemente l'immensa quantità di stimoli provenienti dall'ambiente esterno e, quindi, il processo di acquisizione delle informazioni dall'ambiente è necessariamente selettivo. È strano come quando abbiamo qualcosa in testa ci sembra che ovunque nel mondo non si parli che di quell'argomento. In realtà, quello che accade è che abbiamo cominciato a prestare attenzione a qualcosa che prima non ci interessava e, guarda un po', diamo principalmente attenzione a quelle informazioni che confermano quello che già pensiamo; siamo sempre alla ricerca di conferme che non modifichino troppo il quadro che già ci siamo fatti.

Non bisogna inoltre trascurare il fatto che i vissuti emotivi che accompagnano la presa di decisione, hanno sempre un certo peso nelle scelte che compiamo. Quando l'ansia e la paura prendono il sopravvento è difficile riuscire a rimanere concentrati e lucidi. Come nel caso di quel paziente a cui, durante la visita multidisciplinare, non era stata confermata la possibilità della sorveglianza attiva. Durante il colloquio post-visita è emerso che, subito dopo essergli stato comunicato che non poteva entrare nel programma di sorveglianza attiva, il paziente non è riuscito a trattenere il resto delle informazioni che gli sono state fornite sulle opzioni terapeutiche a sua disposizione. Io stessa, durante la visita, non avevo avuto segni della posizione di totale distanza e assenza del paziente, ma quando mi ha detto nel colloquio: "Bene, adesso che so che non posso fare la sorveglianza attiva, sentirò qualche specialista per capire quali sono le opzioni a mia disposizione", sono rimasta sconcertata. È stato interessante ricostruire con lui e la moglie cosa fosse successo durante la visita e aiutarlo a comprendere come la notizia di non poter essere idoneo per la sorveglianza attiva gli avesse completamente azzerato la capacità di trattenere le altre informazioni.

Giovanni mi risponde che prima di fare la visita di oggi era principalmente a conoscenza della possibilità della chirurgia. Si era già informato un po' prima di arrivare per la visita multidisciplinare cercando su Internet, ma non gli erano chiare le notizie che aveva trovato in rete. I medici in visita gli hanno chiarito in buona parte i tanti dubbi che gli erano rimasti e le domande che gli frullavano per la testa.

Giovanni è preoccupato in modo particolare per le conseguenze delle terapie. A dispetto dell'età anagrafica, si sente ancora un uomo relativamente giovane. Mi racconta, e gli occhi gli si illuminano, della sua passione per il tennis, dei viaggi che ama fare con la sua famiglia. "Ormai mi tiro dietro solo il figlio più piccolo. Sa, dottoressa, con i miei genitori non si facevano molte gite; mio padre non era il tipo da scampagnate. Poi si è ammalato, un tumore...".

Passiamo quindi al secondo punto della nostra traccia. Gli propongo di valutare rischi e benefici di ciascuna possibilità, come se li mettessimo sui piatti della bilancia. Compiliamo insieme una tabella, ci soffermiamo per esplicitare il valore che ciascun rischio e ciascun beneficio hanno per lui.

Giovanni ha tutte le informazioni per decidere ma non riesce a non pensare alle conseguenze che la scelta comporterà per lui, per la moglie, per i figli. I suoi occhi diventano lucidi quando tocca questo tasto. Ascolto in silenzio, lasciandogli il tempo di arrivare a sentire le sue emozioni di quel momento. La più grande, Francesca, è incinta, lui a breve diventerà nonno. Gli altri due, Sofia e Marco, hanno ancora gli studi da terminare. "Dottoressa, non ho il mutuo da pagare ma due figli che studiano sono impegnativi. Io devo poter continuare a lavorare e devo stare bene. Lucia, mia moglie, aveva ragione: sono stato un irresponsabile a non prendermi cura della mia salute. Magari qualche controllo in più e qualche precauzione ulteriore e il tumore non ci sarebbe". Nonostante Giovanni abbia ben compreso che la sua malattia non è aggressiva e sia contento di essere nella posizione di poter scegliere tra più opzioni, non riesce, in questo momento, a fare meno di immaginarsi il peggiore degli scenari: "E se gli effetti collaterali delle terapie creassero un handicap sul lavoro? Ho riunioni che durano ore e ore e finora non mi è mai capitato di uscire dalla stanza neanche un minuto, né per un caffè, né tanto meno per il bagno. Quando non sono in riunione, sono in cantiere. Non il più accogliente tra gli ambienti, no? E se Lucia dovesse allontanarsi da me? La conosco, so quanta importanza dia alla famiglia e so che il nostro rapporto è sempre stato solido. Ma il tumore è una novità. Se dovesse cambiare qualcosa tra noi e in lei? Non sono mai stato geloso ma mi viene il dubbio che forse cercherebbe altrove quello che io non le posso dare!"".

Quando pronuncia queste parole, capisco da che cosa stesse proteggendo la moglie: dalla sua angoscia per la diagnosi di tumore, dalla rabbia che prova perché, potenzialmente, alcuni effetti collaterali delle terapie potrebbero peggiorare la qualità della loro vita di coppia, metterlo a rischio di dover portare il pannolone, causare problemi alla sessualità.

Giovanni è consapevole che la moglie non sarebbe completamente serena se la sua scelta cadesse sulla sorveglianza attiva. Mi scorre velocemente nella testa il pensiero che nel caso in cui Giovanni dovesse scegliere questa strada, sarebbe molto importante coinvolgere ulteriormente la moglie perché, altrimenti, l'ansia e la preoccupazione per la potenziale progressione del tumore del marito potrebbero portare a continue richieste di esami superflui e visite non richiesti dal protocollo di monitoraggio. "Lucia non mi farebbe mai pressione affinché io optassi per una delle terapie. Davanti alla totale libertà che mia moglie mi lascia, ci crede che mi sento ancora più in colpa ed egoista?". Vuole prendere una decisione insieme a lei, ma non vuole dimenticare le sue priorità. Parlare con qualche altra persona della sua rete sociale e familiare potrebbe aiutarlo ad arrivare a una decisione, gli suggerisco. Forse Giovanni ne discuterà con il fratello, il primo a cui ha comunicato la diagnosi di cancro, o con Adriano, il suo più caro amico.

Il dilemma c'è, senza dubbio (O'Connor, 1995). Nessuna alternativa è in grado di soddisfare completamente gli obiettivi personali e le priorità di Giovanni e quelle della sua famiglia. Nessuna opzione è esente da un certo grado di rischio di incorrere in conseguenze spiacevoli. Provo anch'io un vago senso di impotenza con il quale faccio i conti e che chiudo in un cassetto in quel momento perché stare insieme a Giovanni, prendendosi il tempo per decidere senza fare nulla in maniera precipitosa, è il migliore supporto che gli posso offrire in questo preciso momento.

In questo turbinio di emozioni potrebbe non essere per nulla semplice fare una scelta consapevole e della quale possa non pentirsi a breve o a lungo termine. Certo, il margine per dire "Forse avrei fatto meglio a..." rimane sempre, ma un conto è fare una scelta ragionata, condivisa, "digerita", un conto è, invece, scegliere sotto la pressione delle proprie o altrui emozioni a cui non si riesce a trovare contenimento (Birnie e Robinson, 2010; Davison et al., 2007; Diefenbach e Mohamed, 2007; Lin, 2011).

Sento, come spesso accade, che lo spazio fisico e mentale offerto a Giovanni dopo la visita multidisciplinare ha svolto la funzione di una sorta di camera di decompressione. Gli presento la possibilità di fare qualche ulteriore colloquio, magari per approfondire il terzo punto della traccia e per comprendere meglio le emozioni legate alla malattia e imparare a gestirle in questo momento così complesso, usandole per arrivare a prendere la sua decisione.

Tutto chiaro, quindi. Ripercorrere i momenti del colloquio mi è servito per inquadrare nuovamente il caso. Quando, durante la riunione collegiale, viene discusso il caso di Giovanni, i medici rivedono la cartella per una conferma delle opzioni proposte. "Tutto confermato, aspettiamo l'esito della revisione dei vetrini della biopsia diagnostica. Come è andata con il paziente? Era il signore accompagnato dalla moglie ansiosa, vero?". All'inizio della nostra attività multidisciplinare i medici non avevano ben chiaro quali potessero essere i vantaggi di un colloquio successivo alla visita e quali, se c'erano, fossero gli obiettivi di tale colloquio. Ma il vantaggio della riunione collegiale è che, col tempo, il gruppo si è formato anche sugli aspetti psicosociali, tra cui appunto il tema del dilemma o conflitto decisionale, ovvero della difficoltà di prendere una decisione quando nessuna alternativa è in grado di soddisfare completamente gli obiettivi personali e le priorità della persona e nessuna opzione è esente da un certo grado di rischio di incorrere in conseguenze spiacevoli.

Ho la possibilità e la responsabilità di condividere le informazioni che ho raccolto da Giovanni, le sue paure, i suoi timori e speranze. Perché? Per curiosità? Per voyerismo? No, direi perché la persona è organi e tessuti, una parte anatomica da curare, certo, ma è anche sentimenti ed emozioni che influiscono sulla salute, che condizionano il rapporto con il medico, che hanno un impatto sulla qualità di vita. Quali sono le informazioni su Giovanni che è importante che gli "psico", è così che ci auto-definiamo informalmente, condividano con i medici durante la riunione? Non è facile scegliere. Il tempo è sempre poco, le cartelle cliniche da discutere sono molte. Cerco di fare una sintesi efficace del colloquio successivo alla visita.

Spiego quali sono le emozioni che, in qualche modo, durante la visita erano state colte anche dai medici ma a cui non era, in quel contesto, stato possibile dare un nome e un senso. Cerco anche di capire se la selezione di informazioni che sto facendo ha a che fare con le *mie* emozioni nei confronti di Giovanni. Forse mi hanno colpito i suoi occhi lucidi quando parlava dei suoi figli, delle gite che facevano quando i ragazzi erano piccoli: per età, potrebbe essere quasi mio padre. Noi non facevamo molte gite.

Mi focalizzo soprattutto sul suo senso di colpa nei loro confronti della sua famiglia e sull'idea irrazionale di avere una qualche responsabilità sull'insorgenza del tumore: "Vede, se fossi stato uno che i controlli dal medico li faceva ogni sei mesi, forse sarebbe stato diverso!" mi aveva detto durante il colloquio. Riporto la sua paura per l'incontinenza anche rispetto alla sua vita lavorativa.

In questa fase, dopo la comunicazione delle opzioni, spiegate e chiarite anche nei dettagli, mentre attendiamo che Giovanni prenda la sua decisione, penso che dare spazio alla complessità della dimensione soggettiva nella discussione con i medici, alle leve che spingono per una scelta piuttosto che per l'altra, possa contribuire a rendere migliore la comunicazione durante la prossima visita.

I medici presenti in ambulatorio si sono accorti della difficoltà emotiva di Giovanni, ma si aspettano che, persona ben informata e evidentemente "funzionante" nel suo contesto, che ha un lavoro, una famiglia, in grado di vivere una vita "normale" e, soprattutto, consapevole di non avere un tumore aggressivo e, quindi, che minaccia la sua sopravvivenza, possa prendere razionalmente, e serenamente, la sua decisione. È un pregiudizio, la scelta per Giovanni è molto più complicata di quanto ci si immagini. Spesso pregiudizi di questo tipo portano ad attribuire un significato diverso, aggressivo, a certi atteggiamenti dei pazienti: la postura rigida, le domande incalzanti, la rabbia che non è indirizzata ai medici ma è indirizzata a se stessi. È difficile, in particolare, comprendere il senso di colpa, la paura e l'incertezza del paziente per una vita che, in quel momento, può sembrare non ti appartenga più. Davanti alla malattia, e al cancro in particolare, una delle risposte più frequenti è l'idea di aver perso il controllo. Quella "macchina" che è il nostro corpo, magari non perfetta ma in linea di massima prevedibile, che ci aspettavamo di conoscere, di poter gestire, a un certo punto è controllata da agenti patogeni, oppure le sue cellule sono "impazzite". In questo quadro, oltretutto, non siamo noi in prima persona a poter riprendere il controllo[9]. Dovrà essere qualcun altro a farlo, uno o più specialisti, che decideranno e agiranno per riportare il nostro corpo a uno stato di nuovo equilibrio e funzionamento. La mancata comprensione di tutto ciò può indurre i "tecnici" della cura a fraintendere le emozioni negative che i pazienti portano nel processo di cura, con il rischio di fare quello che gli psicologi chiamano "colludere", ovvero farsi tirare dentro il circuito emozionale negativo del paziente e/o dei suoi familiari. D'altra parte, per evitare che questo accada, sia gli psicologi sia i medici devono avere una grande consapevolezza delle *proprie* emozioni davanti al paziente. Più facile a dirsi che a farsi, dal momento che la formazione universitaria raramente educa alla relazione e alla comunicazione tra medico e paziente – e a quella tra medici – non prepara a riconoscere e gestire le emozioni, all'ascolto di sé e dell'altro (Travado et al., 2005).

I clinici hanno conoscenze e competenze sulla malattia, ragionano sulla base di queste nel loro processo decisionale e si aspettano che i pazienti facciano lo stesso, basandosi sulle informazioni che ricevono. In realtà non è proprio così o, comunque, non è soltanto così. Spesso un paziente sceglie una terapia perché un amico dell'amico ha seguito lo stesso percorso e si è trovato bene, perché ha trovato notizie molto positive in Internet oppure perché soffre di claustrofobia e non starebbe mai chiuso in un bunker ad aspettare che questi raggi facciano il loro lavoro di sicari del tumore.

Ci sono differenze profonde tra la posizione dei medici e quella dei pazienti e dei loro familiari di fronte alla malattia. In primo luogo, la prospettiva è completamente diversa: i medici trattano tutti i giorni con la malattia e con la sofferenza e, dopo un po' di tempo, anche per proteggersi, può accadere (o forse deve accadere?) che ne prendano le distanze (Kissane et al., 2012). Per il paziente e i suoi familiari la malattia è lo shock pazzesco di cui diceva Giovanni, un evento traumatico, che rompe tutti gli equilibri che hanno retto, spesso, per lungo tempo, la persona, la coppia, il sistema famiglia. Proprio come sta avvenendo a Giovanni, che non ha conosciuto su di sé la malattia prima di ora, non sa come gestirla, teme che, in ogni caso, non sarà più lo stesso uomo, lo stesso marito, lo stesso padre, lo stesso manager di prima. E Giovanni ha in più vissuto la malattia del padre.

Insomma, non mi sorprende del tutto che il tempo da dedicare a domande e risposte possa essere diverso per medici e pazienti: a questi ultimi, e ai loro familiari, serve il tempo per comprendere il gergo medico, per orientarsi all'interno di un mondo a cui non sono abituati, per digerire le informazioni.

Mi torna in mente il caso di quel paziente piuttosto giovane che aveva la possibilità di scegliere tra la chirurgia, la radioterapia e la brachiterapia. Durante la visita non aveva considerato la possibilità di chiedere quale soluzione sarebbe stata più adatta, tenendo conto del suo lavoro di camionista e del tipo di contratto lavorativo. "Non posso stare a lungo senza lavorare, rischio il licenziamento. Ditemi voi quale terapia

---

[9] Il controllo percepito su una determinata situazione implica dei benefici psicologici che includono un incremento nel senso di auto-efficacia e un miglioramento nella capacità di coping da parte dell'individuo.

sia meglio per il mio caso". Ecco, spesso capita che queste domande i pazienti non le pongano ai medici semplicemente perché, e forse a ragione, non ritengono che quello di una visita medica sia il contesto giusto per esplicitare questi dubbi o considerazioni che toccano la vita quotidiana e non la malattia. Eppure questi pensieri condizionano la scelta che il paziente farà.

E qualche volta il colloquio con lo psicologo permette di far affiorare questi timori. È un privilegio che noi "psico" abbiamo. Certo, un privilegio perché è sempre un dono quando i pazienti condividono pensieri, timori, speranze, pezzi di vita. La riunione collegiale rappresenta l'occasione per condividere i non detti della visita multidisciplinare di Giovanni e quello che è emerso nel colloquio successivo. Questa volta la domanda è partita da uno degli specialisti della visita multidisciplinare. È facile quando è così. Il più delle volte devo riuscire a cogliere il momento giusto per esplicitare aspetti che stanno al di fuori della malattia del paziente e che, tuttavia, possono essere importanti per praticare quella che ci piace chiamare una medicina centrata sul paziente, sulla persona e non solo sul suo tumore.

Già, la questione del tempo e dei tempi (Thorne et al., 2009): gli psicologi sono formati a stare in ascolto, alla riflessione, che si pone su un piano diverso dal "fare" medico: un non fare nulla, con un approccio che porta spesso l'attenzione non tanto su quello che c'è da fare, con una strategia di coping centrata sul problema, quanto su una strategia di coping centrata sulle emozioni. La formazione del medico, come è ovvio e giusto che sia, è centrata, invece, sulla risoluzione del problema: sull'agire. Lo psicologo in mezzo ai medici deve imparare a dire in pochissimo tempo quello che a un collega psicologo o psicoterapeuta direbbe in mezz'ora o più, certo di ricevere domande perché la *forma mentis* è diversa.

Per noi psicologi diventa importante apprendere il linguaggio dei medici, non certo per essere competenti nella diagnosi o negli aspetti tecnici, non spetta a noi, quanto piuttosto per trovare un linguaggio condiviso con cui poter comunicare anche le emozioni, le impressioni, i dati "qualitativi" raccolti.

Certo che anche per i medici stessi, pur condividendo la stessa formazione, non è semplice lavorare in maniera multidisciplinare e interdisciplinare. Sanno bene che Giovanni ha beneficiato dall'avere ricevuto dagli specialisti coinvolti le informazioni obiettive di cui ha bisogno per poter decidere. Allo stesso tempo, però, c'è il dubbio in alcuni che, forse, se il paziente fosse stato visto da un solo medico, il suo punto di riferimento sarebbe stato più chiaro, la decisione sarebbe stata più semplice.

Siamo tutti d'accordo che non sarebbe utile per nessuno degli attori coinvolti se Giovanni facesse una scelta fortemente condizionata da ciò che lui ritiene sia meglio per sua moglie o per i suoi figli. È stato dimostrato che rischierebbe, anche nell'arco di breve tempo, di rimpiangere la sua scelta e sentirsi arrabbiato perché stava proteggendo i suoi familiari.

Recentemente ho visto la presentazione di una ricerca in cui si diceva che se una persona non ha la responsabilità del dover fare una scelta e qualcun altro decide per lui, è in grado di impegnarsi maggiormente in attività complesse (in quell'esperimento, in particolare, risolvere alcuni difficili rompicapo). Prendere una decisione è senz'altro qualcosa che richiede molte energie mentali e che costa fatica. Mi sembra ragionevole, meglio allora far decidere a qualcun altro? Mi chiedo quanto la risposta a questa domanda non possa variare a seconda delle caratteristiche individuali e della storia di vita di ciascuno. Sono certa che a Giovanni non possa andare bene non gestire direttamente la decisione: sarebbe dissonante con il quadro che mi ha presentato di sé (Orom et al., 2009). Credo che voglia anche in questa occasione essere lui a sedere sul sedile del guidatore. Forse gli può servire un navigatore.

Cercherò di essere presente alla prossima visita multidisciplinare, in cui verrà confermato se la sorveglianza attiva può essere aggiunta come opzione osservazionale a quelle terapeutiche e se Giovanni dovesse chiamare per un ulteriore colloquio decisionale, aggiornerò i clinici. Forse attiverà il navigatore.

Il medico di medicina generale

4

S. Donegani

Il cancro alla prostata sta diventando sempre più un serio problema sanitario, purtroppo. Non mi sembra se ne parlasse così tanto, una decina di anni fa. All'epoca i media non erano probabilmente interessati all'argomento, forse perché c'erano altre malattie sotto i riflettori: pensiamo al tumore del seno e alla battaglia che le donne hanno condotto per il diritto allo screening e a interventi conservativi e non mutilanti, ma anche all'AIDS, che colpiva personaggi più o meno illustri.

È anche vero che del tumore della prostata è difficile parlare. Mentre per le donne è abbastanza frequente scambiarsi consigli su un bravo ginecologo, dove fare il PAP test o dove è possibile fissare l'appuntamento per la mammografia in tempi ragionevoli, gli uomini hanno molte più resistenze ad affrontare argomenti legati alla loro salute e in particolare alla loro sfera uro-genitale, la più intima, quella più delicata. "Il tumore della prostata è il più comune negli uomini, con 42.800 nuovi casi ogni anno in Italia e tassi di sopravvivenza a 5 anni pari all'88%" (Jemal et al., 2008; Schroeder, 2012), dice questo invito a una giornata formativa per medici di medicina generale che si terrà sabato prossimo. In effetti, dopo l'introduzione, negli anni '90, del PSA, il numero di diagnosi di tumore della prostata è decisamente aumentato. Come mi piace dire ai miei pazienti, il PSA è un ottimo indicatore dello stato di salute della prostata ma non è un marcatore di tumore. L'interpretazione del dato è sempre molto delicata. Per prima cosa, il PSA aumenta con l'età e con il naturale incremento del volume della prostata, tipico dell'invecchiamento, ma può aumentare anche con un rapporto sessuale, per infiammazioni della prostata, per l'ipertrofia prostatica benigna, in seguito a un'esplorazione rettale, a un'ecografia transrettale, o ad alcune manovre urologiche come l'inserimento di catetere o la cistoscopia. Persino alcuni hobby quali l'uso prolungato della bicicletta o della moto possono farlo aumentare.

Per questa grande incertezza interpretativa sono solita inviare il paziente all'urologo facendogli fare un PSA in queste particolari situazioni: 1) in caso di disturbi

---

S. Donegani (✉)
Psicologa, Psicoterapeuta
Fondazione ProADAMO Onlus/Programma Prostata
Fondazione IRCCS Istituto Nazionale dei Tumori, Milano
E-mail: simona.donegani@istitutotumori.mi.it

urinari persistenti, insieme però ad altre indagini (in genere l'esame delle urine e l'urinocoltura); 2) in assenza di sintomi ma se il mio paziente riferisce di aver avuto casi di tumore della prostata in famiglia (in questo caso inizio a consigliare un controllo dall'urologo e del PSA a partire dai 40 anni); 3) anche in assenza di sintomi e in assenza di casi di tumore della prostata in famiglia, negli uomini dopo i 50 anni (ma tendenzialmente fino ai 75 anni). Ai pazienti che scelgono di fare il PSA sono solita fare un bel discorsetto sui rischi e i benefici del test. I pazienti devono essere consapevoli che il PSA non permette di escludere o confermare il tumore, per la cui diagnosi è necessario fare una biopsia. Inoltre, per il fatto che il PSA non è marcatore tumorale, possono esserci errori interpretativi che generano ansia in pazienti, familiari e medici. La maggior parte dei medici di medicina generale è, come me, molto scrupolosa nella selezione dei pazienti a cui prescrive il PSA. Spesso è però difficile resistere all'insistenza dei pazienti che chiedono di effettuare il test senza una evidente ragione. "Dottoressa, per favore mi aggiunga quell'esame lì, il PSA, non si sa mai" oppure "Dottoressa, il mio vicino di casa fa il PSA per prevenire il cancro alla prostata. Perché Lei non me lo fa fare?". A volte ci si mettono anche le mogli: "Dottoressa, per favore, al prossimo controllo di mio marito, metta dentro anche il PSA. Non gli dica nulla, però, che poi si arrabbia e si agita".

Le prime conseguenze dello screening opportunistico causato dal ricorso indiscriminato al PSA sono state l'esplosione delle biopsie e delle diagnosi di tumore della prostata, l'anticipazione diagnostica e l'*overtreatment*. Da essere una malattia caratteristica della popolazione anziana è diventata, ora, una malattia molto più trasversale, diagnosticata anche a uomini poco più che quarantenni. Sono stati diagnosticati moltissimi tumori piccolissimi di dimensione e potenzialmente indolenti che non necessitano un trattamento immediato. Perché esistono diverse forme di tumore della prostata, da quelle a crescita molto lenta, che possono non dare problemi nell'arco della vita, i tumori indolenti, appunto, ad altre che, invece, possono crescere rapidamente, superare i confini della ghiandola e diffondersi ad altre parti dell'organismo. Fortunatamente circa la metà dei tumori attualmente diagnosticati ha una prognosi e un'evoluzione favorevoli; sfortunatamente non esistono esami in grado di identificare con certezza i tumori aggressivi.

Una malattia subdola, se rifletto sul decorso. Spesso il tumore è silenzioso e non dà sintomi specifici. I disturbi che possono manifestarsi quando il tumore cresce di volume sono in genere a carico dell'apparato urinario ma sono gli stessi che si accompagnano all'iperplasia prostatica benigna, molto frequente dopo i 50 anni. Questo accade, però, se il tumore è già abbastanza voluminoso da esercitare pressione sull'uretra. Non è una situazione frequente, soprattutto adesso che i tumori vengono scoperti con tanto anticipo, questo va detto. Se il tumore è in stadio iniziale e di piccole dimensioni, questi disturbi non hanno ragione di esserci.

Come medico di famiglia mi sento messa in gioco sotto vari punti di vista. La difficoltà interpretativa è evidente. Per questo l'invio al collega urologo diventa fondamentale. A me rimane spesso però la gestione dell'ansia del paziente che, nella maggior parte dei casi, si dimentica completamente delle mie spiegazioni e di quelle ricevute dallo specialista urologo appena riscontra un valore strano. Non è facile riuscire a gestire la preoccupazione di un paziente che vede il suo PSA variare senza un motivo evidente e che quindi continua a chiedere rassicurazioni che non sempre riesco a dare. Non è facile negare un "semplice esame del sangue", come spesso il paziente preoccupato lo definisce per convincermi ad avere la prescrizione. Non è neppure facile far capire che, in realtà, sarebbe opportuno attendere qualche mese prima di ripetere il test, ripercorrere le informazioni già date ma dimenticate, e cioè che non si tratta di un marcatore specifico di tumore, che non è in grado di determinare esclusivamente la presenza del cancro e che queste oscillazioni possono avere altre cause. Ci sono pazienti che mi ascoltano, attendono i controlli, condividono tutto il percorso. Ci sono invece persone che mi chiedono un PSA al mese, cambiano continuamente laboratorio per cercare di confermare il risultato, cercano informazioni in Internet, ritornano, a volte rabbiosi, aggressivi e frustrati.

Pensando al caso di Giovanni, beh, sinceramente, non mi sarei aspettata avesse davvero un tumore della prostata. Ci siamo visti una prima volta poco tempo fa, sollecitato dalla moglie per piccoli disturbi urinari. Non ricordo di averlo incontrato prima in ambulatorio: non è certo uno degli *habitué* che soggiornano nella mia sala d'attesa in continuazione per poi lamentarsi che le riviste non cambiano mai. Giovanni era visibilmente imbarazzato: forse perché era insolito per lui stare davanti a un medico, per lo più donna, e parlare di una situazione delicata. Gli ho prescritto una serie di esami del sangue e delle urine, tra cui il PSA che, in effetti, è risultato alto. Gli ho indicato una cura antibiotica e antiinfiammatoria, pensando si trattasse di una semplice infiammazione. Purtroppo, anche dopo la terapia farmacologica, il PSA non è sceso. Ho suggerito, a questo punto, la visita urologica che Giovanni ha accettato dopo qualche resistenza, come era prevedibile, dato che gli ho spiegato che si sarebbe dovuto sottoporre all'esplorazione rettale.

L'urologo gli ha suggerito la biopsia che, purtroppo, ha riscontrato un carcinoma della prostata in due campioni, Gleason 3+3. Mi ha portato il referto il giorno stesso che l'ha ritirato. Era terrorizzato, non se lo aspettava: nonostante fosse una delle ipotesi di cui avevamo parlato, aveva sperato fosse un problema non oncologico. Come dargli torto? Ho cercato di inquadrare la situazione sulla base degli elementi a disposizione, spiegandogli che per il tumore della prostata esistono delle classi di rischio di progressione, determinate dal PSA pre-bioptico, dall'esito dell'esplorazione rettale, dall'esito della biopsia, soprattutto dal punteggio di Gleason. Nel suo caso si poteva parlare di classe di rischio basso, quindi una situazione che meritava grande attenzione, trattandosi di tumore, certo, ma con ottime probabilità di controllo e cura. Gli ho anche portato numerosi esempi di miei pazienti che avevano ricevuto una diagnosi come la sua, che avevano fatto o stavano facendo delle terapie e che stavano bene, si dovevano tenere controllati, certo. Ho avuto però la netta sensazione che non stesse ascoltando le mie parole. "Andrò da uno specialista a cui si è rivolto un mio collega, se è d'accordo, dottoressa". Sebbene avrei preferito che si rivolgesse a un centro di riferimento per la patologia, come non capire ed essere d'accordo? L'ho ritrovato in ambulatorio dopo qualche settimana. "L'urologo mi voleva mettere in nota per la prostatectomia radicale. Gli ho chiesto di attendere, voglio un secondo parere. Se l'intervento, con quello che segue, è la strada giusta, ho bisogno di avere la conferma". Gli ho suggerito un centro specializzato dove è attivo un ambulatorio multidisciplinare, così che potesse avere più opinioni a confronto e avere indicazioni

> **Box 4.1 Il ruolo del medico di medicina generale nella gestione del tumore della prostata condivisa con il paziente** (Birnie e Robinson, 2010)
>
> **Controllare l'accuratezza e l'appropriatezza delle informazioni**
> - Verificare l'attendibilità delle informazioni raccolte dal paziente.
> - Verificare la comprensione del paziente in relazione alle terapie proposte.
> - Correggere eventuali distorsioni o pregiudizi relativi alle varie terapie proposte.
> - Considerare il grado di coinvolgimento che il paziente desidera avere nella presa di decisione.
>
> **Aiutare il paziente a chiarire le proprie priorità e i propri valori**
> - Non presumere di conoscere cosa è importante per il paziente.
> - Incoraggiare il paziente ad andare oltre al tema della "sopravvivenza da cancro" per aiutarlo a considerare la propria qualità di vita.
> - Aiutare il paziente a considerare il peso soggettivo che i diversi effetti collaterali potrebbero avere nella sua quotidianità.
>
> **Occuparsi dell'influenza del supporto sociale**
> - Capire il ruolo e l'influenza del partner, dei membri della famiglia, delle altre figure di supporto.
> - Aiutare il paziente a bilanciare le opinioni di chi lo circonda con le proprie opinioni e i propri valori.

sulle possibili opzioni. Sono stata contenta di scoprire che la moglie di Giovanni aveva trovato informazioni su questo centro e aveva già prenotato una visita.

Dopo il consulto multidisciplinare Giovanni è ritornato in ambulatorio. Gli ho dato l'ultimo appuntamento della giornata perché volevo dedicargli tempo e attenzione. Prima che arrivasse, ho ripreso quell'articolo che parla di come il medico di famiglia possa aiutare il paziente con una recente diagnosi di cancro alla prostata (Box 4.1).

Mi ha portato la lettera che gli è stata rilasciata dopo la visita multidisciplinare a cui hanno partecipato un urologo, un oncologo radioterapista e una psicologa. Ho l'impressione che sia stato un consulto molto approfondito e sono contenta che gli abbiano confermato che la situazione è abbastanza tranquilla, come gli avevo anticipato. Del resto capisco il suo disorientamento: gli hanno proposto diverse opzioni terapeutiche, l'intervento, di cui già sapeva, ma anche la radioterapia esterna e la brachiterapia; gli hanno anche ventilato la possibilità di un atteggiamento osservazionale, la sorveglianza attiva, che deve però essere confermata dalla "rilettura" dei preparati istologici della biopsia; a Giovanni è lasciata la scelta del percorso da intraprendere ma, per scegliere, deve far depositare tutte le informazioni ricevute, sciogliere eventuali dubbi che possono sopraggiungere e provare a immaginarsi in un futuro possibile, pensare a quale immagine di sé futura potrebbe meglio sopportare.

"Dottoressa, sono soddisfatto del consulto. I medici presenti sono stati precisi ed esaurienti e, in fondo, mi hanno rassicurato e dato anche delle buone notizie. Però ora mi ritrovo in un bel pantano. Quando ci siamo conosciuti, più o meno un mese fa, ero un affermato professionista, sessantenne, in buona salute, a parte qualche piccolo disturbo, che si è peraltro già risolto, attivo sotto tutti i punti di vista, la cui maggiore preoccupazione era la gestione di un'agenda troppo piena. Ora mi ritrovo improvvisamente malato di cancro, senza nessuno che si prenda la responsabilità di dirmi cosa devo fare, anzi, con il peso della scelta sulle spalle e una grande incertezza davanti". Ogni medico alla visita multidisciplinare ha spiegato i pro e i contro delle varie metodiche, ogni esperto ha descritto le caratteristiche della sua specialità, senza sconfessare quella del vicino di sedia, sottolineando più volte che tutte offrono le stesse probabilità di cura. Giovanni in questo momento non ne vede il vantaggio ma la sua scelta può tenere conto delle sue priorità, dei suoi ritmi, della sua qualità di vita. "Per essere sincero, dottoressa, la mia qualità di vita, ora come ora, se devo decidere tra possibile incontinenza, impotenza, sanguinamento rettale o disturbi urinari, mi sembra un po' compromessa. Non Le pare?". Certo, è stato rassicurato rispetto alla gravità del tumore, non è più sotto shock per la diagnosi, ma è disorientato e arrabbiato, anche se mantiene il suo modo di fare controllato: arrabbiato con la vita che, improvvisamente, gli ha cambiato le carte in tavola, arrabbiato con i medici che non gli offrono un'unica soluzione per risolvere il problema. Vedo l'incertezza di Giovanni. Se fosse un tumore indolente? Allora sarebbe una malattia che non avrebbe magari mai dato segno di sé, non gli causerà disturbi e non lo metterà mai a rischio di vita. Quale sarebbe allora l'utilità della diagnosi? Di questo, la responsabilità è, almeno in parte, mia, no? Ok, ma se non fosse un tumore indolente? Ora Giovanni deve prendere la decisione circa il percorso da seguire. Il mio compito, in questo momento, è di accompagnarlo, prima aiutandolo nella scelta e poi sostenendolo rispetto agli esiti della decisione che prenderà. Se la nostra relazione medico-paziente, così come l'abbiamo finora impostata, proseguisse, potrei avere diverse occasioni di incontrarlo, di valutare con lui come sta procedendo nel suo adattamento a questa nuova situazione e di condividere anche le sue preoccupazioni, riprendendo un ruolo importante e specifico nella cura del paziente.

Comprendo il disorientamento di Giovanni, così come il bisogno che qualcuno si faccia carico della situazione al suo posto. Non c'è l'urgenza di decidere, e questo è sicuramente un vantaggio, e ha varie strade davanti. Per aiutarlo gli propongo di fare un percorso insieme. Ripercorriamo le opzioni prospettate, verifichiamo la pertinenza e la chiarezza delle informazioni che ha ricevuto, valutiamo le opinioni ma anche le paure e le perplessità, parliamo degli effetti collaterali e della probabilità che questi si verifichino o meno. Il colloquio mi è servito ad avere la conferma della comprensione, da parte di Giovanni, della sua situazione. Ha letto il libricino che gli hanno dato e non ha dubbi o quesiti. Durante la visita multidisciplinare ha avuto la possibilità di un colloquio con la psicologa, che lo ha aiutato a riflettere sulle emozioni che sta provando e su come queste potrebbero interferire sulla scelta. Un alto livello di consapevolezza della malattia e di comprensione delle varie proposte, oserei dire.

Davanti alla fragilità di quest'uomo, normalmente autorevole, sicuro di sé, senza esitazioni, capisco quanto la teoria, giusta, che condivido, di mettere al centro il paziente e responsabilizzarlo rispetto alla propria cura si scontri con una realtà che diventa problematica per tutti gli attori coinvolti: per i pazienti, che non sono preparati e in genere supportati nella fase decisionale, per gli specialisti, che possono trovarsi sotto il fuoco incrociato delle domande dei pazienti e dei loro familiari, e per noi medici di medicina generale, ai quali persone confuse e insoddisfatte sovente chiedono una scelta al posto loro. È vero che, per certe patologie, si deve passare da un approccio paternalista, in cui il medico si prende il diritto di indicare la strada giusta, ignorando l'evidenza scientifica che riconosce la dignità di più possibilità, a un rapporto medico-paziente collaborativo e deliberativo. Va però ricordato che i pazienti non sono uguali tra loro. Ci sono persone che vogliono sempre mantenere il controllo, vogliono sapere tutto, ricercano informazioni in molteplici modi, da Internet al sentito dire ai forum di discussione, sentono mille pareri, si sostituiscono spesso al medico e magari poi ritornano in ambulatorio, confusi e con idee campate per aria. Ci sono invece persone che preferiscono avere un atteggiamento più passivo, vogliono delegare ad altri la scelta, hanno bisogno, appunto, solo di chiudere gli occhi. Già, ma cosa succede quando gli occhi dovranno riaprirli? Come possono affrontare il nuovo panorama se non hanno partecipato a sceglierlo? Queste persone, come Giovanni, vanno aiutate e sostenute.

Giovanni ha bisogno di prendersi un momento di pausa per riflettere. Ha già incontrato gli esperti, ha sentito quali terapie radicali può effettuare. È come se ora dovesse scegliere in che modo arrivare a Roma: non sarà lui a guidare il mezzo che lo porterà a destinazione ma potrà decidere se affidarsi all'aereo, con la sua velocità e i suoi rischi, al treno, sicuro ma rallentato dalle fermate, o alla macchina con autista, comoda ma soggetta al traffico. È un uomo attivo, ancora nel pieno di un'attività lavorativa, con delle necessità sociali e relazionali specifiche. Tutti questi fattori devono essere pesati e valutati perché la scelta sia responsabile e consapevole. "Giovanni, una volta presa una decisione, la sposi con fiducia: una scelta tra proposte solo buone è per forza una scelta buona!". Credo valga la pena, visto che c'è la possibilità, suggerire di incontrare nuovamente lo psicologo, anche solo per un aiuto nell'affrontare le emozioni scatenate dalla diagnosi.

È difficile fare i conti con la quota di incertezza insita nelle scelte della vita. La stessa medicina, purtroppo, non è la scienza esatta e certa che vorremmo fosse e ciò ha reso difficile esercitare con serenità la mia professione di medico di medicina generale, almeno all'inizio. Mi era quasi impossibile sostenere il bisogno di certezze di un paziente con una prognosi non chiara, non dire a una madre che il suo bambino ammalato sarebbe guarito, non rassicurare un'anziana rispetto alla rottura del femore che il marito si era provocato.

Ho proposto a Giovanni di rivederci dopo qualche giorno. "Nel frattempo, io ci penso. Ma anche Lei ci pensi: se fossi Suo marito, mi dica, cosa mi consiglierebbe?".

Ho continuato a ripensare a questa domanda. Strana, no? Mi è capitato che qualche paziente chiedesse la mia opinione come se fossi la figlia, la sorella o un'amica. Giovanni vorrebbe mi esprimessi come una compagna, una moglie. È un compito per il quale mi lascia anche del tempo. Sicuramente un messaggio. Certo, marito è compagno, marito è coppia, marito è progetto, marito è sesso. Ecco di cosa, in realtà, non abbiamo parlato! Al di là delle informazioni tecniche, al di là degli accenni a disfunzione erettile, orgasmo asciutto, infertilità, non abbiamo affrontato il senso e il peso che, per lui, possono avere i disturbi riferiti alla sfera sessuale. È sposato, mi ha parlato brevemente della sua famiglia. Certo, la tematica è tanto importante quanto delicata: valutare il significato e l'importanza della sessualità, il ruolo delle relazioni sociali in questa vicenda, il supporto che ha, il supporto che chiede. Il compito non sembra facile, non credo nemmeno di possedere le competenze per poterlo aiutare. Non sono una psicologa, né voglio improvvisarmi tale, non sono una sessuologa, non ho competenze specifiche, sono un medico di medicina generale. Il compito che Giovanni mi ha assegnato conferma l'idea che mi abbia scelta come riferimento clinico per attraversare questa esperienza. Non sono solo colei che prescrive farmaci o esami, non preferisce la conoscenza dello specialista, anzi, mi coinvolge nelle sue difficoltà e ora potrebbe parlare con me anche di sessualità. Ho scelto di fare il medico di medicina generale proprio per avere la possibilità di instaurare, con i miei pazienti, relazioni terapeutiche continuative, basate sulla conoscenza familiare, durature nel tempo; un rapporto medico-paziente in cui il mio ruolo diventasse quello di accompagnare la persona in una situazione di malattia; volevo, insomma, avere a che fare più con la persona che vive la malattia, piuttosto che con la malattia stessa. Certo che la domanda di Giovanni è impegnativa e mi mette in una posizione scomoda. Sì, perché la complessità della presa di decisione nel cancro alla prostata mostra i limiti della mia professione e mi obbliga a confrontarmi con tematiche non proprio quotidiane, con le quali non ho familiarità. Parlare di sessualità con un uomo che potrebbe essere mio padre: questa è forse la parte difficile, no? Come medico dovrei essere asessuata, senza età e senza giudizio; nella vita vera sono una donna, sono figlia e ho 35 anni. Credo questo possa essere il rischio di andare oltre il canonico rapporto medico-paziente e di instaurare un rapporto con una persona e non solo con la sua parte malata (Vegni et al., 2002). In questo caso, allora, anch'io entro in questa relazione come persona, con la mia storia, le mie idee, le mie difficoltà.

Sono contenta di aver compreso il messaggio di Giovanni. Al prossimo incontro affronteremo anche questo aspetto. Completerò con lui il mio ruolo di aiuto nella presa di decisione e lo rassicurerò anche che, qualunque scelta lui arriverà a compiere, io lo aiuterò durante e dopo. Questo sento essere parte del mio ruolo di medico, questa è la parte che so e sento di poter giocare in questa storia.

Gli amici

5

R. Bellomira

"Come è che sei così fuori forma, oggi? Ti è successo qualcosa? Qualche grana in ufficio? Mi sembri distratto, svogliato. Non c'è gusto a batterti quando sei così."

"Scusa, hai ragione, non sono al top, in questi giorni. A un mio caro amico, Giovanni, forse l'hai incontrato anche tu qualche volta, qui, al tennis, hanno trovato un tumore della prostata qualche settimana fa."

"Mi spiace, caspita, brutta storia, la prostata. Scusa il gesto scaramantico ma in certe occasioni ci vuole. Quanti anni ha Giovanni? Come se ne è accorto?"

"Giovanni? Ha 62 anni. È giovane, accidenti. Come se ne è accorto: se devo essere sincero, è stato tutto per caso. Aveva avuto piccoli disturbi. Fastidi, in realtà. Si alzava qualche volta di notte per andare in bagno, durante il giorno aveva spesso lo stimolo. Ce li ho anch'io, questi disturbi, da anni ormai. Il medico mi dice che sono dovuti all'età e che ci devo convivere, purtroppo: la prostata si ingrossa e provoca questi sintomi. Mi ha dato delle pastiglie da prendere e mi sembra di stare meglio. Siccome Giovanni sapeva del mio problema, della mia ipertrofia prostatica benigna, mi aveva cercato perché voleva un consiglio. Lucia, sua moglie, era più che mai insistente perché andasse dal medico, lui non aveva tempo, doveva aprire un cantiere in quei giorni, e chiedeva a me un farmaco o anche un rimedio naturale, che avessi magari provato io e lo potesse aiutare."

"A proposito di rimedi naturali: ti ricordi quella mia amica a cui avevano trovato un tumore al polmone? Lei era una un po' fissata con le erbe, i decotti, gli integratori naturali. Per paura che la chemio la buttasse troppo giù, prima di cominciare la cura, ha iniziato a prendere un rimedio a base di erbe, non ti so dire quali, non sapendo che quelle particolari erbe avrebbero potuto aumentare gli effetti collaterali della chemio. I medici non si spiegavano come mai stesse così male, hanno provato a darle farmaci diversi ma niente, continuava a peggiorare. Poi, a un certo punto, è venuto fuori che stava assumendo anche quel prodotto naturale. Quando me l'ha raccontato, era ancora così mortificata: si è resa conto che una sua superficialità ha

R. Bellomira (✉)
Psicologa
Scuola di Formazione Psicoanalitica de Il Ruolo Terapeutico, Milano
E-mail: rosella.bellomira@gmail.com

messo gli oncologi che l'hanno in cura in una situazione davvero difficile. Ora sta meglio, fortunatamente, e ha seguito il consiglio dell'oncologo: non assumere farmaci alternativi senza dirlo al proprio medico."

"Non lo sapevo. Comunque non me la sono sentita di consigliare niente a Giovanni. Questa volta davo ragione a Lucia: meglio che trovasse mezz'ora per andare dalla sua dottoressa. Meno male, alla luce di quello che è venuto fuori, no? Ti immagini la responsabilità?"

"E adesso? Deve essere operato? Ha già deciso dove rivolgersi? Meglio muoversi alla svelta, visto le liste di attesa che ci sono negli ospedali, no?"

"In realtà, sta prendendosi del tempo per decidere. Guarda, non fare quella faccia: anch'io all'inizio ero abbastanza sorpreso. Pensa che l'avevo chiamato dopo la biopsia per sapere com'era andata. Combinazione l'aveva ritirata quello stesso giorno, sapeva del tumore e doveva vedere la sua dottoressa di lì a qualche ora. Beh, quel giorno, credimi, era sconvolto, era davvero sotto shock. Continuava a ripetere che non ci poteva credere, che lui stava bene, che i disturbi si erano risolti e ora si trovava con un tumore, proprio adesso che stava per aprire quel grande cantiere e che diventava nonno. Devo essere sincero: anche per me è stato uno shock (Donovan-Kicken e Bute, 2008). Per prima cosa, non mi aspettavo proprio che Giovanni, sempre in forma, sempre in salute, mai un raffreddore o una febbre, potesse avere addirittura un tumore. E poi ti rendi conto che si invecchia. Non ridere, questo è quello che ci sta succedendo: il nostro corpo diventa fragile, debole e si ammala. Giovanni ha scoperto il suo tumore della prostata, ma in realtà, anche io potrei essere già gravemente ammalato, senza saperlo o persino sospettarlo. E se dovessi accorgermi quando è troppo tardi? E del resto, cosa dovrei fare? Un check up ogni sei mesi? Ho vissuto finora, giorno dopo giorno, consapevole di essere vivo, ma incurante della morte. Qualcosa che capita, sì, ma non a me, c'è ancora tempo. Questa storia di Giovanni mi ha invece reso cosciente che la morte arriva davvero per tutti. Per qualche giorno, dopo che Giovanni mi ha detto del tumore, mi sono sentito confuso, stordito, con questi strani pensieri in testa. Poi ho pensato che in questo modo non stavo certo aiutando il mio amico, che aveva bisogno del mio supporto e non delle mie farneticazioni."

"Caspita, non sapevo stessi giocando con un filosofo. Scherzi a parte, vi conoscete da tanto?"

"Da una vita, se ci penso, lo considero uno dei miei più cari amici. Ci siamo conosciuti da ragazzi, giocavamo a calcio in una squadra, io terzino, lui attaccante. Due mezze calzette, per dirla tutta. Però sono stati dei begli anni e il calcio era la scusa per vederci. Gli allenamenti, un panino e una birra quando finivamo, il cinema o un giro in moto, le ragazze. A un certo punto, ci siamo resi conto che era il momento di attaccare le scarpe al chiodo e che nessuno avrebbe versato lacrime inconsolabili per la nostra assenza dai campi di calcio. Però abbiamo cercato di trovare un'alternativa al pallone e ci siamo buttati nel tennis. Meno problematico del calcio, bastava fossimo io e lui e potevamo giocare. E così abbiamo continuato a frequentarci, a farci compagnia, come dice Giovanni. E ad aiutarci, direi io, rispettando sempre la libertà e la diversità dell'altro. Perché siamo diversi, credimi. Giovanni mi è stato particolarmente vicino dopo l'incidente stradale che ho avuto anni fa, ricordi?"

"Quello sì che è stato un brutto incidente. Eri rimasto a letto per diversi mesi, no?"

"Proprio così, otto mesi per l'esattezza. Fortunatamente sono riuscito a convincere la ditta a non sostituirmi e ho cercato di organizzare il lavoro da casa. Facendo il rappresentante, non poteva essere la stessa cosa, ovviamente. Inoltre, guadagnando in percentuale, in quel periodo entravano pochissimi soldi, e mia moglie faceva un doppio lavoro per cercare di sbarcare il lunario. Mentre io ero terrorizzato di perdere il lavoro e in difficoltà economiche mio suocero cercava di consolarmi, dicendo di pensare alla salute, che senza salute non si va da nessuna parte. Certo, aveva ragione ma allora come mai il panettiere e il macellaio, pur vicini ai miei problemi di salute, senza soldi non riempivano i sacchetti della spesa? Mio suocero si stupiva di questo mio lato venale, come lo definiva lui. Giovanni mi è stato davvero vicino. È sempre passato, a giorni alterni, di rientro dall'ufficio, per un semplice saluto, pochi minuti, un paio di battute e via, a casa. Dopo un mesetto si è capito che le cose sarebbero andate per le lunghe. Ricordo che un giorno, senza sapere nulla delle mie preoccupazioni, mi lasciò una busta all'ingresso: conteneva un assegno. Lo chiamai immediatamente appena me ne accorsi. 'È un prestito, mi ridarai i soldi quando potrai. Puoi pensare alla salute solo se sei tranquillo economicamente, così da non dover pensare agli altri problemi'. Un gesto che ha ripetuto tutti i mesi fino a che non sono rientrato al lavoro. Una generosità che non voleva ringraziamenti, gratuita, incondizionata, come è da lui. Gli ho restituito tutti i soldi che mi ha prestato, fino all'ultimo centesimo. Credo sia arrivato il momento, ora, di stargli vicino, in tutti i modi possibili, anche materialmente, dovesse averne bisogno, come lui con me, anni fa. Certo, in passato anche Giovanni ha vissuto momenti di tensione e incertezza. Lo sai anche tu, ogni tanto in famiglia le situazioni si complicano. Ci sono stati momenti in cui si è buttato nel lavoro per non rientrare a casa. Forse non era la vita che voleva, forse tre figli da gestire nella fase adolescenziale erano troppo per lui che, quotidianamente, aveva rogne e grane enormi sul lavoro. Ricordo che in quel periodo lui ha preferito allontanarsi con la scusa del lavoro perché Lucia e i ragazzi non si accorgessero del suo malessere. E ci è riuscito, sai? Gli ci è voluto del tempo ma ha ritrovato l'interesse per la famiglia, il rapporto con sua moglie è migliorato, i figli sono cresciuti. Questo del tumore è, però, ben altro problema, no?"

"Certamente. Quindi dicevi che sta decidendo cosa fare? In che senso?"

"Dopo aver riparlato con la sua dottoressa, ha visto uno specialista, un urologo. Un suo conoscente è in cura da questo medico e gliene ha parlato bene. Secondo il professore deve farsi operare e infatti voleva già metterlo in lista di attesa per l'intervento. Giovanni ha preferito, però, sentire un altro parere."

"Non so se è vero ma sembrerebbe che gli effetti collaterali dell'operazione siano davvero pesanti."

"Per questo Giovanni ha voluto chiedere una conferma. Se la prostatectomia è la strada giusta che gli risolve il problema, va bene, la si fa e si accettano anche gli effetti collaterali che causa. Ma se ci fossero altre possibilità, il discorso sarebbe diverso, no?"

"Perché? Potrebbero esserci altre terapie nel suo caso? Non è che sono quelle cure sperimentali di cui ogni tanto arriva la notizia sul giornale? Sembrano tutte miracolose ma poi, quando leggi bene l'articolo, ti rendi conto che sono stati trattati 10 casi un anno prima e poi come si fa a dire qualcosa dopo solo un anno? Non

Box 5.1 L'ormonoterapia

Cosa è?
- L'ormonoterapia è una terapia farmacologica utilizzata:
  - per controllare la malattia in stadio avanzato o metastatico;
  - per controllare il tumore dopo chirurgia, radioterapia o brachiterapia se il livello di PSA continua ad aumentare;
  - per prevenire la ripresa della malattia se i linfonodi risultano invasi dalle cellule tumorali;
  - in combinazione con la radioterapia a fasci esterni nei tumori a rischio intermedio e alto;
  - per ridurre il volume della prostata e favorire, quindi, la brachiterapia.
- L'ormonoterapia può essere somministrata prima (neoadiuvante), durante (concomitante) o dopo (adiuvante) la chirurgia, radioterapia o brachiterapia.
- Il principio dell'ormonoterapia è abbassare il livello di testosterone, l'ormone sessuale maschile prodotto principalmente dai testicoli che influisce sulla crescita del tumore della prostata. In questo modo è possibile rallentare, a volte anche bloccare, la riproduzione delle cellule tumorali, ridurre le dimensioni del tumore e controllare i sintomi.
- Se l'ormonoterapia è utilizzata in modo continuativo per lunghi periodi, il suo effetto terapeutico di controllo della malattia può diminuire. Il primo segno in questi casi è il PSA che aumenta costantemente. Il fallimento dell'ormonoterapia è definito resistenza alla castrazione o ormono-resistente. In questi casi può essere intrapreso un altro trattamento ormonale o chemioterapico.

Possibili effetti collaterali
- Gli effetti collaterali, che si risolvono in genere alla conclusione del trattamento, sono: vampate di calore, sudorazione eccessiva, riduzione delle masse muscolari, aumento di peso, disturbi del tono dell'umore, anemia, osteoporosi, perdita della libido e disfunzione erettile, maggiore senso di stanchezza, sia fisica che mentale. Alcuni preparati ormonali (flutamide e bicalutamide) provocano l'ingrossamento delle mammelle, creando un senso di tensione dolorosa. In questi casi è possibile somministrare, prima di iniziare l'ormonoterapia, una radioterapia a basse dosi sul tessuto mammario oppure farmaci specifici.
- Questi effetti collaterali possono compromettere la qualità di vita dei pazienti. Per questo motivo la modalità di somministrazione può essere intermittente: il trattamento è somministrato per un certo periodo, è poi sospeso quando il PSA si abbassa significativamente e viene ripreso quando questo aumenta di nuovo. L'efficacia di questa modalità di trattamento deve essere ancora valutata attraverso studi clinici.

dovrà forse fare la chemio? Oppure, peggio ancora, non è che deve prendere quei farmaci che ti fanno venire il seno come alle donne?"

"Intendi l'ormonoterapia (Box 5.1)? No, né chemioterapia (Box 5.2), né ormoni, né terapie sperimentali. Si è rivolto a questo centro di riferimento specifico per il tumore della prostata dove ha fatto una visita multidisciplinare con, pensa, l'urologo, il radioterapista e lo psicologo. Leggevo che i pazienti oncologici spesso devono fare più terapie: l'intervento, la chemioterapia e magari anche la radioterapia. Per questo motivo è meglio che i vari medici specialisti lavorino insieme dall'inizio con un approccio multidisciplinare, per sincronizzare le varie terapie senza far perdere tempo al paziente (Gomella, 2012; Korman et al., 2012)."

"Non so cosa dirti. So che, quando era stato trovato il tumore della prostata al mio amico Renato, si era rivolto all'urologo che l'aveva seguito per un anno e poi

> **Box 5.2 La chemioterapia**
>
> **Cosa è?**
> - La chemioterapia è somministrata quando il tumore della prostata è in stadio avanzato e non risponde più all'ormonoterapia. La finalità è di ridurre le dimensioni del tumore, mantenere la situazione sotto controllo, alleviare i sintomi e i dolori causati dalle metastasi alle ossa e preservare una discreta qualità di vita. Tra i farmaci più usati: taxotere, steroidi (prednisone o prednisolone), mitoxantrone, estramustina e vinorelbina.
> - Il taxotere è attualmente il farmaco di riferimento ma sono in fase di studio nuove molecole, come il cabazitaxel, che ha dimostrato una buona efficacia anche nei pazienti già trattati con ormonoterapia e chemioterapia.
>
> **Possibili effetti collaterali**
> - Gli effetti collaterali più frequenti sono stanchezza, caduta dei capelli, senso di nausea e vomito che si risolvono alla conclusione della terapia.

l'ha operato. Fine della storia. Adesso prende le pastiglie per il cuore ma non credo abbia dovuto fare altro dopo l'intervento."

"In effetti, per il tumore della prostata l'approccio multidisciplinare è, almeno in Italia, una novità. Altri Paesi europei, come per esempio la Germania o la Gran Bretagna, sono molto più avanti e coinvolgono i diversi specialisti da subito, già dalla prima visita. In Italia, purtroppo, i centri organizzati con questo schema di lavoro sono ancora troppo pochi. Comunque, tornando a Giovanni, da questa visita in pratica è emerso che, non solo potrebbe fare l'intervento, come gli aveva detto il primo urologo, ma potrebbe anche scegliere la radioterapia esterna, la brachiterapia e, visto che ha dei buoni esami e un tumore molto piccolo, non lo hanno neanche sentito quando l'hanno visitato, forse potrebbe anche limitarsi a dei controlli. Gli specialisti che l'hanno visitato gli hanno detto di prendersi del tempo, qualche giorno per pensarci e, prima di decidere, di valutare bene i pro e i contro delle varie terapie."

"Quindi deve scegliere lui quale terapia fare? Ma come è possibile?"

"Sì, proprio così. Giovanni mi raccontava che queste sono le terapie radicali per il tumore della prostata. Aspetta, che termine ha usato? Ah sì, curative. Terapie radicali curative. Mi diceva che, in base ai suoi dati, rientra in classe di rischio bassa, il che è positivo perché dovrebbe avere ottime probabilità di guarigione. Non solo, ha più strade tra cui scegliere. Oltre alle terapie radicali che ti dicevo, potrebbe entrare anche in sorveglianza attiva ma deve attendere che rivedano i vetrini della biopsia. Era un po' disorientato dalla notizia di dover scegliere. Certo, è contento che gli abbiano confermato che non si tratta di un tumore brutto e pericoloso, ma, comunque, adesso si trova in ambasce per la scelta. Per questo motivo ha fatto anche un colloquio con la psicologa che era presente quel giorno, proprio per affrontare la decisione."

"In che senso, un colloquio con la psicologa? Una strizzacervelli? Non solo ti viene il cancro ma devi anche sdraiarti su un lettino e farti psicanalizzare? O ha fatto terapia di coppia con la moglie, già che c'era?"

"Non cambi mai, vero? Con te certi discorsi non si riescono davvero a fare. Guarda che è una cosa seria, sai? La dottoressa gli ha fatto una serie di domande per aiutarlo a decidere. Giovanni mi spiegava che, insieme, hanno valutato quanto avesse capito delle informazioni che i medici gli avevano appena dato. Poi, come su una bilancia, hanno pesato gli aspetti positivi e negativi, i benefici e i rischi di ciascuna terapia. Infine, hanno cercato di valutare cosa Giovanni era disposto ad accettare e cosa gli risultava intollerabile."

"Adesso come sta, quindi?"

"Sta riflettendo. E sta attraversando fasi alterne. Ci sono momenti in cui mi sembra risoluto, deciso a percorrere una strada: allora parla del futuro, si immagina tra qualche mese, fa persino programmi a lunga scadenza. Niente di particolare ma mi ha proposto di fare il viaggio in Marocco che rimandiamo da anni oppure ha detto che si iscriverà al torneo di tennis estivo, quello che ha sempre glissato per il troppo caldo. In altri momenti diventa taciturno, quasi assente. Evito di chiedere troppo perché non voglio essere insistente, mi immagino possa già ricevere diverse sollecitazioni dalla famiglia. Lucia è una cara donna ma a volte è un martello pneumatico. Un giorno gli ho chiesto a cosa stesse pensando, ma lui mi ha risposto solo scuotendo il capo. Ha ragione, non potrei capire: deve essere una tale confusione, sotto più punti di vista: emotivamente, psicologicamente, fisicamente (Denberg et al., 2006). Capisco solo che il mio amico ha un tumore, che potrebbe anche morire, che questa ipotesi è per me inaccettabile e che, anche nella migliore delle ipotesi, il percorso sarà molto lungo e probabilmente difficile. Mi sono limitato a dirgli queste parole. Ho aggiunto solo che, non riuscendo a condividere il suo stato d'animo, mi sento inadeguato. Voglio essergli accanto in un momento così difficile ma ho paura di essere impreparato e di non poterlo aiutare come dovrei. Mi ha fatto piacere vedere che le mie parole lo avevano toccato. Era davvero commosso, sai?"

"Ci credo, ma fammi capire: quali terapie potrebbe fare?"

"Sicuramente l'intervento chirurgico. L'urologo gli toglierebbe la prostata insieme alle vescicole seminali e, probabilmente, ai linfonodi nel bacino. Anche qui: ci sono diversi tipi di intervento. Il più tradizionale è quello in cui il chirurgo arriva alla prostata facendo un taglio nell'addome. Sai come si chiama? A cielo aperto. Altrimenti c'è l'intervento laparoscopico in cui si inseriscono una videocamera e gli strumenti chirurgici attraverso piccoli tagli sull'addome."

"Ma è l'operazione con il robot? Certo che siamo ormai nella fantascienza, non trovi?"

"No, è un'altra. È molto simile. Il principio e gli strumenti sono gli stessi. Il robot aiuta l'urologo ad accedere con più facilità e precisione alla parte da operare. Comunque, qualsiasi sia la tecnica, Giovanni dovrebbe essere ricoverato, fare l'anestesia generale e portare il catetere, almeno per qualche giorno."

"Non ci posso pensare. Sono sempre stato allergico agli ospedali. Ho fatto fatica ad andare a trovare mia moglie quando è stata operata di calcoli, figurati essere ricoverato. Non riesco proprio a pensarmi in pigiama, a letto, a chiamare con il campanello un infermiere perché il sacchetto è da cambiare. E come se non bastasse, ricevi le visite e tu sei lì con il tuo sacchetto trasparente di pipì mista a sangue attaccato al letto."

"Che discorsi stai facendo? Non ti capisco, sai? Credo che a nessuno piaccia andare in ospedale. È difficile entrarci come visitatore, figuriamoci come paziente. Se però è necessario, si fa e basta. Non credi? Dopo tutto, il catetere è solo per qualche giorno e se non vuoi essere visto in pigiama, puoi sempre chiedere a familiari e amici di venirti a trovare a casa, no?"

"Hai ragione, certo. Mi credi, però, che l'idea dell'anestesia generale mi spaventa tantissimo?"

"Pensa che per me è esattamente il contrario. Il fatto che sia addormentato mi tranquillizza perché ho fiducia nei professionisti che si stanno prendendo cura di me. Io non mi devo preoccupare di nulla e non provo dolore. Meglio di così? Comunque, se Giovanni dovesse decidere per la prostatectomia, sono certo che raccoglierà tutte le informazioni in anticipo, in modo da arrivare pronto all'intervento. Questo dovrebbe dare tranquillità, a lui e anche alla famiglia."

"Certo che anche la famiglia deve essere sotto pressione."

"Proprio l'altro giorno leggevo un articolo che sottolineava quanto sia importante che familiari e amici, in queste circostanze, facciano il possibile per trovare una loro serenità, così da poterla poi trasmettere alla persona in difficoltà, per evitare che questa si chiuda in se stessa perché si sente responsabile della sofferenza altrui."

"Nel caso dovesse essere operato con la tecnica a cielo aperto, avrebbe poi una grossa cicatrice sull'addome?"

"Non so, immagino di sì. Per Giovanni sarebbe un problema, ne abbiamo già discusso. Ne parlavo con mia moglie, l'altra sera. La sensibilità femminile. Mi faceva notare che è ragionevole che si viva la cicatrice come un problema, perché ti ricorda quello che è successo: qualcuno ti ha aperto, guardato dentro, tolto qualcosa e poi richiuso. La negazione della nostra integrità, diceva. Ha ragione, certo. Per me non sarebbe un grande problema, invece. Le mie cicatrici fanno parte di me, mi ricordano episodi della mia vita."

"Comunque, quello che l'operazione rischia di lasciarti come effetti collaterali è ben peggiore della cicatrice."

"Proprio a causa di questi effetti collaterali Giovanni è così scettico nei confronti della prostatectomia. Nonostante tutti gli specialisti incontrati gli abbiano sottolineato che questi effetti sono possibili, non certi, e che i pazienti che ne soffrono sono pochi, non è possibile dire con certezza che non gli capiterà niente. E se non fosse fortunato? Se fosse lui uno di quei pazienti che ha problemi? E se questi problemi fossero permanenti?"

"Ok, ma di cosa stiamo parlando esattamente?"

"In pratica, i principali effetti collaterali sono incontinenza urinaria, impotenza e assenza di eiaculazione."

"Anche assenza di eiaculazione? Non lo sapevo."

"L'incontinenza preoccupa molto Giovanni. Gli è stato spiegato che accade raramente, che molto spesso le piccole perdite, normali dopo l'intervento, si risolvono dopo qualche mese, anche con l'aiuto di una particolare ginnastica del pavimento pelvico. Purtroppo, però, a volte le perdite continuano e l'incontinenza diventa permanente, costringendo il paziente a portare i pannoloni. Anche le perdite iniziali, spesso dovute a uno sforzo, come anche un semplice starnuto o colpo di tosse, sarebbero un problema per Giovanni. Se gli capitassero quando è in cantiere? Se avesse bisogno di cambiarsi e non avesse vestiti con sé? Se succedesse mentre è in riunione? Che cosa fai, parli dei tuoi problemi 'idraulici' con degli sconosciuti, con dei clienti (Hamdy, 2011; Singh et al., 2010)?"

"Sarebbe davvero imbarazzante, lo riconosco. E soprattutto rischierebbe di non sentirsi più capace di svolgere nemmeno le normali attività quotidiane."

"Ho provato a minimizzare, certo, anche a metterla sul ridere. Gli ho proposto di prendere il campo da tennis vicino agli spogliatoi, per ogni evenienza. Ho cercato di farlo sorridere perché capisse che non mi importa, che con me non dovrebbe sentirsi a disagio o fuori posto, che per me sarebbe Giovanni sempre e comunque, con o senza pannolone. Non credo di avere avuto grande successo, temo. Per lui rimane un problema.

"Dell'impotenza facciamo un po' più fatica a parlare, se devo essere sincero. Mi spiegava che, per evitarla, in alcune particolari situazioni il chirurgo urologo cerca di non toccare la fascia nervosa vicino alla prostata, facendo quindi la chirurgia *nerve-sparing*. Purtroppo non è sempre possibile e anche un semplice contatto può essere fatale. Infatti l'impotenza è un effetto collaterale che può capitare spesso, purtroppo. Dovesse succedere a me, probabilmente mi sentirei colpito nella capacità di desiderare e essere desiderato da una donna. Non credo che il fatto di non poter più essere padre sarebbe un grosso problema. Ho 60 anni, quel momento è finito, no?"

"In effetti, vedi una bella donna, la conosci, capisci che anche tu le piaci, ma se poi si dovesse andare oltre, che cosa le racconti? Ti passa semplicemente la fantasia, no? Comunque è frustrante."

"Giovanni non pensa tanto all'impotenza come suo problema di uomo ma come possibile problema con la moglie. In questi giorni Lucia vuole eliminare il tumore, costi quel che costi. Ma poi, tra qualche tempo, quando sarà tornato tutto a una pseudonormalità? Se si allontanassero per cercare di evitare situazioni che potrebbero diventare spiacevoli?" (Bellomira e Donegani, 2011).

"Però ci sono diversi rimedi per l'impotenza, no?"

"Certo, ci sono i farmaci o, non dovessero funzionare, anche particolari iniezioni da fare alla base del pene. Persino la protesi, se fosse necessario. Quando ne ha parlato con la psicologa, il consiglio è stato comunque di confrontarsi con la moglie."

"E l'assenza di sperma?"

"Non se ne parla molto ma è un problema serio, causato dall'asportazione della prostata e delle vescicole seminali che lo contengono."

"Certo che è vero che l'intervento ti può causare effetti collaterali ma, onestamente, ho sempre pensato che un tumore vada tolto, una volta per tutte. A livello psicologico sarebbe per me un sollievo. Con un po' di fortuna potrei guarire."

"Certo, ma ci sono altre terapie che possono curare in modo radicale il tumore della prostata, almeno in un caso come quello di Giovanni. La radioterapia. Mi sono stupito quando ho scoperto che un paziente con tumore della prostata può fare anche solo la radioterapia, senza dover essere operato, con probabilità di successo uguali, peraltro. Non richiede ricovero, hai il tuo orario, vai, fai l'applicazione e torni a casa. L'unica perplessità è che il ciclo dura tra le 7 e le 8 settimane. Un bell'impegno che necessita di riorganizzare la giornata lavorativa. In realtà, spiegava Giovanni, è più il tempo impiegato per svestirsi, prepararsi e rivestirsi che non quello dell'applicazione, che dura solo pochi minuti."

"La radioterapia non è pericolosa? Come faccio a essere certo che i raggi colpiscono il tumore e non qualche organo lì vicino, per esempio?"

"Mi spiegava Giovanni che è necessaria una pianificazione del trattamento, una fase estremamente delicata, che può richiedere due-tre appuntamenti. In pratica, viene definita la zona da irradiare con una TC particolare detta di simulazione. Non solo, con questa TC l'oncologo radioterapista è in grado di proteggere gli organi sani che sono vicini alla prostata. Anche per la radioterapia ci sono diverse tecniche, tutte molto sofisticate e con delle sigle stranissime: IMRT, IGRT. Non ne so tanto di più, mi ricordo solo le sigle."

"Ma la radioterapia non ti rende radioattivo?"

"No, assolutamente. Non si deve avere particolari attenzioni. Molti pazienti, così spiegava l'oncologo radioterapista, riescono a svolgere le normali attività quotidiane."

"Effetti collaterali ne da?"

"Come per la chirurgia, i pazienti che hanno effetti collaterali sono pochi però ci sono. Cistite e altre infiammazioni, perché parte della vescica e l'uretra sono nella zona irradiata; dolore, bruciore, sensazione di peso, perdita di sangue dal retto, falsi stimoli ad andare di corpo, a volte anche diarrea, meteorismo. Il problema è che gli effetti collaterali ti possono capitare durante il trattamento, risolversi subito dopo la fine della terapia ma poi ricomparire a distanza di mesi o anni dalla fine della radio. E non sono proprio poca cosa, sai? Pronto per l'elenco? Impotenza, diminuzione o scomparsa del liquido seminale, sangue nelle urine o nelle feci, modificazione delle abitudini intestinali."

"Certo che anche con questa radioterapia non si scherza. Il pensiero che, anche a distanza di anni, ti possa capitare un sanguinamento o che possa diventare impotente non ti mette sicuramente tranquillo, no?"

"Hai ragione. Però con Giovanni dicevamo che fare l'analisi di tutti i possibili effetti collaterali non aiuta sicuramente a decidere. Sembra un percorso a ostacoli. Meglio fare un passo alla volta e affrontare le situazioni mano a mano che si presentano. Ma non è finita qui. È stato proposto un ultimo trattamento: la brachiterapia."

"Sai che non ne ho mai sentito parlare?"

"È un tipo di radioterapia. Piccole sorgenti radioattive sono messe dentro la prostata. È un intervento, piccolo ma sempre un intervento. Non tutti i pazienti con tumore della prostata possono essere trattati con la brachiterapia. Per questo motivo, prima del trattamento, il brachiterapista chiede un'ecografia transrettale e un'uroflussometria. La brachiterapia può essere fatta con due modalità diverse: impiantare questi semini radioattivi permanentemente, e quindi lasciare che esauriscano la loro carica nel tempo, o temporaneamente, e quindi lasciarli per il tempo necessario e poi toglierli definitivamente."

"Beh, però con la brachiterapia sarai radioattivo, no?"

"In realtà non hai problemi con l'impianto temporaneo. Con quello permanente meglio non essere a stretto contatto con bambini e donne incinte."

"Effetti collaterali? Avanti, sono pronto all'elenco."

"Sicuramente dopo l'impianto un po' di dolore e tracce di sangue nelle urine. Possono verificarsi problemi urinari che, in genere, si risolvono in 6–12 mesi."

5

"Capisco ora perché la scelta sia difficile. Certo che ti sei fatto davvero una cultura sul tumore del tuo amico. Sono impressionato."

"Sì, lo riconosco. All'inizio ho raccolto qualche informazione da Internet, ma ammetto di essere stato abbastanza superficiale. Non so, forse scaramanticamente non ne volevo poi sapere più di tanto. Ci ho riflettuto, poi, e ho deciso di approfondire i vari aspetti perché questo in effetti potrebbe essere il mio modo concreto per aiutare Giovanni, visto che con me ha condiviso il problema della malattia. Comunque è una scelta difficile, hai ragione. Se consideri poi che alle terapie radicali standard, come le hanno definite gli specialisti, si potrebbe aggiungere anche la sorveglianza attiva, vale a dire un programma di controlli nel tempo, la situazione risulta abbastanza complicata."

"Intendi che Giovanni si terrebbe il tumore, non seguirebbe la terapia e farebbe solo un controllo ogni tanto? Ma è sicuro?"

"Capisco la tua perplessità. Anch'io ho dovuto fare parecchie ricerche perché non ne sapevo niente, non ne avevo mai sentito parlare e anche a me sembrava impossibile. In realtà si tratta di un approccio molto recente, almeno in Italia, che può essere proposto solo a pazienti particolari con una malattia molto piccola e poco aggressiva. In questi casi, si effettuano controlli clinici, PSA, ecografie transrettali e biopsie, a intervalli periodici, diversi a seconda del protocollo seguito. Solo se qualche parametro dovesse cambiare, ma anche se Giovanni lo chiedesse, andrebbe al trattamento curativo, quindi chirurgia, radioterapia esterna o brachiterapia."

"E se il tumore crescesse? Con il mio carattere non riuscirei nemmeno a dormire, mi sembrerebbe di vivere in una situazione di continua allerta."

"Invece Giovanni è molto interessato a questa ipotesi. Ha ben compreso che è opportuno rivolgersi a un centro di riferimento per la sorveglianza attiva, che è necessario rispettare il calendario dei controlli, che non c'è garanzia che la situazione non cambi in futuro ma sarebbe disposto a provare, evitando gli effetti collaterali delle terapie, almeno per il momento."

"Non è in apprensione a ripetere la biopsia?"

"Certo ma è disposto a pagare il prezzo."

"Sei perdonato per aver giocato male, questa volta. Con tutti questi pensieri in testa, il tuo povero neurone non ce la faceva a concentrarsi sulla palla, vero? Dai, ci meritiamo una doccia, brocco."

Comunque il paziente sono io. Giovanni, tumore alla prostata

6

T. Magnani

Mi chiamo Giovanni Castelli, ho 62 anni, sposato, tre figli, un nipotino, Tommaso, che conosco, almeno per il momento, solo attraverso quelle strane immagini scattate durante l'ecografia e per i calci che tira nella pancia della sua mamma, mia figlia Francesca; ho un cane, Ettore, uno splendido Labrador; sono un ingegnere, gioco a tennis, amo leggere e ho il tumore della prostata. Ecco, l'ho detto, ho fatto *coming out*, come si dice ora. Come mai quel sorriso imbarazzato, signora? L'ho forse messa in imbarazzo con questa intimissima rivelazione? È dispiaciuta per quanto mi sia capitato? Non mi dica, mia cara, non c'è davvero nessun motivo di rattristarsi. Perché la verità è che noi tutti sappiamo dell'esistenza di innumerevoli, a volte stranissime, più o meno gravi malattie che vengono diagnosticate ogni giorno ma riusciamo ancora a stupirci come bambini la mattina di Natale quando quella specifica malattia viene scoperta a un vicino, a un parente o a un amico. Beh, signora mia, se è vero, come è vero, che il tumore della prostata è quello più frequente tra noi maschi, a qualcuno deve essere pure diagnosticato, no? Altrimenti come raggiungiamo quei 42.800 nuovi casi ogni anno? Certo, solo in Italia. Cosa credeva, nel mondo? Sa quanti sono 42.800 uomini ammalati di tumore della prostata? Per darle un'idea: poco più degli abitanti di Rozzano e poco meno di quelli di Lissone. La capisco, sa, se non è mai stata a Rozzano o a Lissone ma se davvero è intenzionata a capire l'entità del problema, sappia che distano un'ora di macchina da Milano. Comunque, uno degli abitanti di Rozzano o Lissone sono proprio io, con uno splendido adenocarcinoma della prostata. Attenzione, signora, la sto guardando. Per favore, non mi fissi con quell'espressione di compatimento. Ho semplicemente chiamato la mia malattia con il suo nome. Adenocarcinoma, cancro, tumore, neoplasia: tutti sinonimi, scelga lei quello che le fa meno paura. Basta non definirlo un brutto male, un male incurabile, o uno di quei mali lì, mi fanno venire l'orticaria. Già che ci siamo, anche un male che non perdona mi provoca reazioni allergiche. Grazie della comprensione. Perché, anche se evitiamo accuratamente di pronunciare la tanto temuta parola, la malattia non scompare, come per magia, sa? L'altro giorno mia figlia più piccola mi

---

T. Magnani (✉)
Project Manager
Programma Prostata, Fondazione IRCCS Istituto Nazionale dei Tumori, Milano
E-mail: tiziana.magnani@istitutotumori.mi.it

A cura di L. Bellardita, T. Magnani, R. Valdagni, *Il tumore alla prostata*,
DOI: 10.1007/978-88-470-2433-5_6, © Springer-Verlag Italia 2013

6

spiegava che si tratta di un tabù linguistico. Come, cosa? Chiamare il tumore un brutto male. Irrazionalmente, si crede che non pronunciando un termine, si riesca a scacciare quelle forze ad esso collegate e a scongiurare un pericolo. Ecco cos'è il tabù linguistico. Ho contribuito alla sua crescita culturale? Sono contento. Ritornando a noi, però, tumore è tumore, non voglio che siano utilizzate perifrasi o metafore. Fa paura, certo, a volte non mi fa dormire la notte ma questa è la mia malattia e ne voglio parlare. Capisco dal suo sguardo che questo discorso non la mette a suo agio. Se la può consolare, anche per me il parlarne è una novità. Posso essere sincero con lei e con i suoi gentili ospiti? Lo sa che non ho mai sopportato le storie di malattia e coloro che le raccontano, siano essi malati o semplici passanti coinvolti nella disavventura? Tutti quei particolari su sintomi, cure inefficaci, pareri autorevoli o meno, a volte una terapia miracolosa, a volte un triste e drammatico esito, non hanno mai fatto per me, li ho sempre fuggiti, più velocemente possibile, a gambe levate. Talmente allergico all'argomento malattia che, senza accorgermi, ovvio, nego all'altro la possibilità di non stare bene persino quando faccio le domande. Mi rendo conto sia complicato da comprendere. Le faccio un esempio. Le ho detto che mia figlia Francesca aspetta un bambino, no? Bene. All'inizio della gravidanza è stata abbastanza male, con quelle fastidiose nausee mattutine. Ha presente, no? È stata mia moglie Lucia a farmelo notare. "Ti rendi conto che quando, al telefono, parli con Francesca, non le chiedi 'Come stai?', una domanda aperta a cui lei potrebbe rispondere 'Uno schifo, grazie'. No, mio caro, tu le chiedi 'Stai meglio?'. Questa osservazione mi ha fatto pensare, soprattutto ora che sono io a non stare bene. Caspita, questo è sempre stato il mio schema con tutti, familiari, amici, conoscenti e colleghi: le storie di malattia non mi piacciono.

Ora è differente, ora che è capitato a me. C'è qualcosa nel mio corpo che mi rende diverso. Forse anche altri in questa stanza hanno un qualcosa che li rende diversi dalle persone normali e più uguali a me. Una malattia, intendo. Alcuni lo sapranno, altri no. E se facessimo una radiografia ai suoi gentili ospiti, dividendoli in gruppi a seconda delle malattie? Ripensandoci, a cosa servirebbe, in effetti? Mi sentirei meno solo? Oppure riuscirei a sentirmi sfortunato insieme ad altri? Oppure finirei per sentirmi fortunato rispetto ad altri? Le confido un segreto: credo di essermi reso conto della fortuna nella sfortuna poco prima della visita che ho fatto di recente, quando, in un corridoio, ho incrociato un sorridente bimbo di 5–6 anni, completamente senza capelli, che si faceva spingere dalla sua giovane mamma, credo fosse la sua mamma, sulla piantana della flebo che stava iniettando un liquido chiaro nel suo braccino. Non so se mi sono rimasti più impressi gli occhioni incavati ma vivaci del bambino o quelli infinitamente stanchi della mamma. E la sa una cosa, signora? In quel momento non ho pensato al perché fossi in quel posto. No, in quel momento, vedendo quel bambino, ho pregato perché mio nipotino Tommaso sia sano.

Divagazioni a parte, in questa bella serata di fine settembre, sento il bisogno di rivelare a lei e ai suoi pazienti ospiti questo mio piccolo, indolente, clinicamente insignificante problema che mi ha cambiato la vita, però. Inevitabile, no, che mi abbia cambiato la vita? Perché dal momento in cui è stata formulata la diagnosi, qualche mese fa, è stato un susseguirsi di situazioni pazzesche, a volte drammatiche, a volte assurde, paradossali, al limite del grottesco. Non si preoccupi, sto bene. Certo, anche psicologicamente.

Ho avuto momenti di grande sconforto, non lo nego. Subito dopo la diagnosi ero incredulo, senza parole. Non capivo proprio come fosse capitato a me, che ero sempre stato così bene. Mai un raffreddore, un male di stagione, un acciacco, neanche un colpo della strega. Caspita, quelli erano stati i primi disturbi, per quelli avevo deciso di rivolgermi al medico e addirittura viene pescato un tumore. Le illustro la sequenza, così le è più chiaro: esami del sangue, visita urologica e biopsia. Nel frattempo i disturbi per cui il medico aveva prescritto gli esami erano passati. Paradossale, no? Purtroppo il tumore è rimasto. Adenocarcinoma della prostata, Gleason Score 3+3, due campioni positivi. Non la voglio spaventare ma tant'è.

I medici che ho finora consultato mi hanno rassicurato, dicono non sia male come esito, sono fiduciosi della mia sorte, che loro chiamano prognosi. Una brutta parola, non trova? Sgraziata, con quel "gn" antipatico da pronunciare. Comunque, se posso dire la mia, sarei stato più contento se fossero stati tutti negativi, questi campioni. Ed ecco un'altra situazione assurda: c'è stata una piccola rivoluzione copernicana, un radicale cambio di prospettiva rispetto a due parole tanto comuni, campioni e positivi. Per me il campione è sempre stato qualcuno che eccelle in una disciplina, lo sport, per esempio, o gli scacchi. Ho imparato che in medicina il campione assume un altro significato e anche per me ora è diventato la parte malata della mia prostata. Malata, quindi positiva. E anche qui, ho trascorso una vita a cercare il lato positivo delle cose ma di questa positività prostatica avrei fatto volentieri a meno. Non sto dicendo cose senza senso, vero?

La fase di ottundimento e incredulità, del perché a me – ho scoperto essere la frase tipica del malato, almeno all'inizio – è durata fino a quando mi sono rivolto agli specialisti. Ho un tumore, chiedo agli esperti, no? Sono contenta di trovarla d'accordo, mia cara signora. Infatti ho sentito diversi pareri. Risultato: ha presente la torre di Babele? Diversi specialisti, diverse opinioni, diversi linguaggi e diversi approcci, anche nei miei confronti. Il primo medico che ho incontrato aveva già il bisturi in mano. Se avesse avuto un lettino chirurgico nella stanza, mi avrebbe operato subito, senza perdere tempo. Ripensando a quella visita, beh, non lo nego, mi sono abbastanza allarmato vista la fretta. Sa di cosa sono davvero contento? Nonostante la paura, sono stato lucido a sufficienza, in quel momento, per prendere tempo. "Voglio pensarci", gli ho detto. In realtà volevo sentire un secondo parere. Ho pensato al mio lavoro, se devo essere sincero, e a quante volte una manutenzione straordinaria mi viene richiesta in modo urgente e poi risulta essere programmabile e non prioritaria. Ma allora perché una mezza bugia allo specialista? Perché dirgli che volevo rifletterci quando in realtà quello di cui avevo bisogno era una conferma da parte di un altro specialista? Vuole la verità? Non volevo offenderlo o irritarlo o fargli capire che prendevo le sue parole con le pinze.

Per il secondo parere sono andato in un centro di riferimento dove ho fatto una visita multidisciplinare. Mia moglie si era già informata sul significato di visita multidisciplinare e quindi sapevo che mi sarei trovato davanti diversi specialisti. Avrei fatto un po' fatica, altrimenti, a capire chi era chi e come mai si trovava lì. La stanza era in effetti un po' affollata: un urologo, un radioterapista, una psicologa,

6

un'infermiera, io e mia moglie. Non le dico quando è stato il momento dell'esplorazione rettale. Signora, si accede alla prostata da quella via, non mi può storcere il suo grazioso nasino proprio ora, ce la può fare, su. Come dice, vuole sapere se il consulto è stato utile? Mia cara signora, non ci crederà mai. Iniziamo col dire che salta fuori che le alternative sono addirittura 3, forse 4. Sì, ha capito bene, alternative. Una è l'intervento chirurgico, di cui ero già a conoscenza, insieme, però, a radioterapia esterna, brachiterapia e anche, forse, un programma di controlli con visite ed esami nel tempo, chiamato sorveglianza attiva. Che vertigine, mi creda. Ma come è possibile? Siete sicuri che stiate parlando del mio caso? Tre terapie possibili e egualmente efficaci per il mio tumore e forse la possibilità di non fare terapia ma solo controlli nel tempo? Gli esperti stavano tentando di mettermi confusione. Esperimento riuscito con mia moglie. Era completamente nel pallone, lo sentivo. Un vero sostegno per me in quel momento. Pensi che stranezza: durante la visita è rimasta in silenzio, seguendo con lo sguardo, come in una partita di tennis, lo specialista che parlava e, al termine della sua frase, la mia reazione. Appena, però, c'è stata la possibilità, ha presente il Vajont? Si è rotta la diga e sono uscite tante di quelle domande e tanti di quei dubbi che ho dovuto toccarle una mano affinché smettesse. Povera, era davvero al limite della sopportazione.

Tornando alle alternative, elencate per bene tutte le possibilità, pro e contro, tecnica di esecuzione e effetti collaterali, ecco cos'è successo: gli esperti hanno investito me della scelta. Ehi, ragazzi, state scherzando, vero? Io non sono pronto. Non so neanche di cosa stiate parlando: impianto temporaneo, sanguinamento rettale, IMRT, *nerve-sparing*, importanza di una scelta consapevole. Io mi occupo di edilizia, di impianti elettrici e progetti. È come se voi mi chiamaste per una consulenza per la vostra casa e alla fine del mio discorso, dicessi: ok, scegliete come procedere. Mi paghereste con serenità la parcella? Invece è proprio così. Mi è stato spiegato che questo accade perché ho un tumore considerato a basso rischio di progressione, che può essere curato con diversi approcci, che questi approcci sono tutti efficaci ma purtroppo causano effetti collaterali, che in alcuni casi è possibile anche solo impostare un programma di controlli con esami e visite nel tempo, che in questo momento non riesco a capire la fortuna di poter scegliere ma di tenere presente che la scelta non è possibile in tutti i casi di tumore della prostata, che in alcuni casi c'è una sola terapia possibile, volente o nolente. Ora capivo. Ero seduto fuori dall'ambulatorio, attendendo il mio turno. Lucia era andata in bagno o così mi voleva far credere. In realtà era andata nella direzione opposta, forse a prendere una boccata d'aria. Dalla stanza delle visite uscì un uomo, molto giovane, avrà avuto 40–45 anni, insieme alla moglie, credo. Si era seduto su una sedia non lontano da me. Non l'avrei notato se non l'avessi visto prendersi la testa tra le mani, mentre la moglie gli posava una mano sulla spalla, gli occhi lucidi. Questo giovane uomo era immobile, evidentemente disperato. "Come farai con il mutuo della casa? Dovevo pensarci io". Quando la coppia si è resa conto degli sguardi curiosi e dispiaciuti dei vicini, si è allontanata in fretta. Un brivido, mi creda.

Quante novità da metabolizzare: il tumore, le diverse e sofisticate terapie tra cui scegliere, i possibili effetti collaterali causati dalle terapie, forse la sorveglianza attiva. Sì, ancora in forse perché, prima di considerare anche questa strada, gli specialisti volevano far rivedere per conferma i vetrini istologici della mia biopsia all'anatomopatologo che lavora con loro.

Visto che mi era stata offerta la possibilità, ho chiesto un colloquio con la psicologa che era in visita. No, senza mia moglie: aveva già ascoltato abbastanza e, se devo essere sincero, aveva già fatto abbastanza domande. Ho preferito essere da solo e ho fatto davvero bene. La dottoressa mi ha aiutato a fare il punto della situazione sulle tantissime informazioni che avevo appena ricevuto e a metterle in relazione a come mi sentivo io in quel momento. Faccio fatica a spiegarlo, magari un esempio aiuterà a capire. Ha presente quando esce da un locale molto rumoroso, assordante? Quel colloquio è stato per me come lo spazio tra il locale rumoroso e la strada, un luogo dove il fracasso che abbiamo appena lasciato arriva ancora ma ovattato, prima che si esca in strada e si ritrovi la normalità. Una sorta di filtro che ha permesso di tradurre il parlare tecnico degli specialisti e, visto che, è tutto vero, la scelta è davvero mia, riportarlo alla mia vita.

Come dice? Preferirebbe fare la paziente e che altri decidessero per lei, nella stessa situazione? Certo, anch'io ho avuto pensieri simili in alcuni momenti. Mi sono però rimaste impresse le parole della psicologa quando ha parlato di decisione informata: quanto più sarò convinto della scelta, tanto più sarò soddisfatto del mio percorso. Per questo motivo ho voluto prepararmi, studiando un libricino che gli specialisti mi hanno consegnato alla visita multidisciplinare. Molto utile, devo riconoscere. Ho dato una scorsa a tutti i capitoli ma poi ho riletto con attenzione solo le parti che mi riguardavano, per rimanere concentrato, non riempirmi la testa con nozioni non rilevanti e, se devo dirla tutta, evitare di spaventarmi.

Certo che gli effetti collaterali delle terapie sono molto pesanti e possono essere invalidanti. Ho capito, non si metta anche lei, signora, a fare l'intenditrice oncologica, me l'hanno già spiegato bene, so che queste complicazioni non necessariamente si presentano. Le faccio una domanda. Lei legge il bugiardino dei farmaci? Sì? Lo immaginavo. Quindi saprà che vengono elencate le reazioni più strane, anche se riscontrate una sola volta e mai più. Eppure, nonostante siano solo casi limite, mi dica: quante volte le è capitato di notare su di sé quegli stessi sintomi? Stessa cosa. Razionalmente so che la percentuale che quell'evento capiti è bassissima ma è come la diagnosi di tumore della prostata: statisticamente a qualcuno viene formulata, no? Idem per gli effetti collaterali: e se io fossi uno di quegli X pazienti su 100 a cui tocca l'incontinenza o il sanguinamento rettale o l'impotenza?

Una strana situazione, mi creda. Mi è stato ripetuto diverse volte che devo fare una valutazione complessiva sulle proposte che mi sono state fatte, considerare vantaggi e svantaggi delle singole opzioni e poi scegliere in base anche alla mia scala di valori e priorità. Quando manifesto la mia poca propensione verso una delle terapie in considerazione degli effetti collaterali che potrebbe causarmi, i medici rispondono, citandomi le percentuali. Ho capito ma, obiettivamente, su cosa credete possa esprimere un giudizio se non sul timore che un certo evento accada? Per esempio, non posso pensare di rischiare che urine o sangue fuoriescano dal mio corpo senza il mio controllo. Mi spiace, lei ha preparato così tanti piatti prelibati, non vorrei rovinare l'appetito dei suoi attenti ospiti. Non è un problema, mi dice? Continuo, allora. Sì, perché se con la chirurgia rischio l'incontinenza urinaria, con la radioterapia, invece, mi potrebbero capitare dei sanguinamenti rettali, anche a distanza di tempo dalla fine del ciclo. Per come li vivo io, incontinenza e sanguinamento sarebbero i più invalidanti. Guardi, non cerchi di convincermi che ci sono rimedi per risolvere il problema. Il rimedio si chiama pannolone e io non lo voglio. Allo stesso tempo, non portandolo, potrei trovarmi in situazioni imbarazzanti. Cosa penserebbe, per esempio, lei, stasera, se a un certo punto, nel salutarla, si accorgesse di una macchia tonda sui pantaloni, proprio lì? Lei non sarebbe a suo agio, figuriamoci il sottoscritto. Impotenza, orgasmo secco, problemi a livello della vescica che la brachiterapia potrebbe causare: a volte non so davvero quale sia il male minore, mi creda. Però sono proprio l'incontinenza e il sanguinamento che mi preoccupano maggiormente. E poi, certo, dovessi diventare impotente, non sarei mica contento, cosa crede? Ma immagini un uomo e una donna impegnati nei preliminari, poi lui si spoglia e ops, scusa, cara, mi tolgo il pannolone e arrivo.

Quindi, le spiegavo, mi sono letto con attenzione il libricino sul tumore della prostata e mi sono presentato alla seconda visita multidisciplinare con una lunga lista di domande e con mio fratello, con cui mi ero confrontato. No, ho lasciato Lucia a casa, preferendo che mi accompagnasse mio fratello. Guardi, non si tratta di egoismo. Volevo disporre a mio piacimento del tempo della visita e sentirmi libero di fare domande senza preoccuparmi dell'effetto che alcune risposte avrebbero avuto su Lucia. Avevo bisogno di esserci io come individuo e non come marito, senza condizionamenti esterni. No, certo che no. Mia moglie non mi aveva fatto pressioni perché scegliessi una strada piuttosto che l'altra. Quando ci è capitato di parlarne, però, mi hanno un po' infastidito una mezza frase contro la sorveglianza attiva che, a detta sua, ci farebbe vivere con il fardello del tumore, e un altro tre quarti di frase sul togliersi il dente e quindi il tumore costi quel che costi. No, meglio mio fratello che non avrebbe spinto in nessuna direzione. Non potevo rischiare che l'emotività altrui potesse farmi dubitare di aver scelto bene.

Sa che sono riuscito a spiazzare gli specialisti della visita multidisciplinare? Sì, perché, quando mi hanno confermato che, oltre alle tre terapie, si apriva anche la possibilità della sorveglianza attiva, non si aspettavano la mia richiesta di numeri. Sarà la mia *forma mentis* ma per me i numeri sono importanti. Ho letto da qualche parte che il volume di pazienti di un ospedale è molto importante. Un discorso strano ma anche semplice da capire: l'esperienza maturata vedendo e trattando tanti pazienti fa la differenza rispetto al buon esito delle terapie ma anche alla gestione degli effetti collaterali causati dalle terapie stesse. Quindi, quanti pazienti con un tumore simile al mio sono stati trattati in questo centro? Quanti operati? Quanti radiotrattati? Quanti brachitrattati? Non si dice brachitrattati? Ok, il senso è chiaro, però. Quanti pazienti sono seguiti in sorveglianza attiva? Come vivono quest'anomala condizione di convivenza con il tumore? Ci sono dati che dimostrano che un paziente trattato è più o meno contento di un paziente non trattato? La mia scelta consapevole dipende dall'accuratezza delle vostre informazioni, miei cari dottori.

Certo che mi hanno risposto in modo dettagliato. Erano sorpresi dalla mia determinazione a conoscere i numeri ma erano preparati. Come dice? Vorrebbe sapere quale sia stata la mia scelta? Il secondo incontro multidisciplinare mi ha permesso di aggiungere alcuni importanti dettagli alle diverse opzioni tra cui devo scegliere e posso anticiparle con ragionevole certezza di aver deciso. Non sono però ancora pronto alla rivelazione. Se devo essere sincero, non mi dispiacerebbe confrontarmi con qualche paziente, per sapere come è stata per lui, anche se mi rendo conto che potrebbe essere fuorviante o poco utile alla mia scelta. Non so, ho trovato in Internet un'associazione di pazienti che organizza dei gruppi di auto aiuto. Potrei provare a chiedere a loro. Potrei anche ritornare da quella psicologa che mi ha visto dopo la prima visita multidisciplinare per un colloquio conclusivo. Certo, appena sarà ufficiale, Le farò sapere. Un po' di suspence, che ne dice? Sa cosa possiamo fare? Mi dia il suo indirizzo e-mail e quello dei suoi interessati ospiti e sarà mia cura mandare a tutti un aggiornamento.

"Ingegnere, tutto bene? Le ho chiesto se vuole qualcosa da bere. Come mai così assorto Ingegnere? Non ha ancora detto una parola e mi sembra così concentrato a guardare la padrona di casa". "Mi scusi, sono solo un po' stanco. Certo che sto bene, non si vede? Forse solo un po' preoccupato. Quel cantiere che devo aprire, sa?"

Glossario

Acceleratore lineare: macchina utilizzata in radioterapia per produrre radiazioni x (fotoni) e/o elettroni che vengono diretti al bersaglio da irradiare. Detto anche LINAC, è un'attrezzatura molto sofisticata, posizionata in una sala adeguatamente schermata, detta bunker, e costituita da più parti: il lettino di trattamento, su cui il paziente si sdraia; i laser di posizionamento, che aiutano il tecnico di radioterapia a identificare il punto di entrata dei raggi; il circuito televisivo per monitorare il paziente durante la seduta.

A cielo aperto: tecnica di accesso utilizzata dal chirurgo urologo durante la prostatectomia; incidendo la cute dell'addome, accede alla prostata.

Adenocarcinoma: tumore maligno che origina da una ghiandola (per esempio la prostata). Viene chiamato anche cancro, tumore maligno, neoplasia maligna, termini però più generici.

Addome: parte del corpo dove sono racchiusi i visceri (intestino, stomaco).

Agenti patogeni: elementi che possono provocare una patologia, quindi una malattia.

Aggressività: caratteristica del tumore che provoca una rapida velocità di crescita e metastatizzazione.

Ano: sbocco verso l'esterno dell'apparato digerente attraverso il quale avviene l'espulsione delle feci.

Apparato urinario: insieme di organi e di strutture finalizzati all'escrezione dell'urina. Comprende i reni, gli ureteri, la vescica e l'uretra.

Atteggiamento osservazionale: opzione alternativa alla terapia, proponibile in presenza di particolari condizioni. Attualmente i due atteggiamenti osservazionali adottati, in situazioni molto diverse, nei pazienti con tumore della prostata sono la sorveglianza attiva e la vigile attesa. In entrambi il trattamento è dilazionato all'aggravarsi della situazione clinico-strumentale o al manifestarsi di sintomi; nel primo caso il trattamento si pone come obiettivo la guarigione, mentre nel secondo il controllo dei sintomi.

Bacino: struttura ossea situata all'estremità caudale della spina dorsale, con funzione di trasferimento del peso corporeo della parte superiore del corpo sullo scheletro degli arti inferiori. Esso contribuisce inoltre, assieme ai muscoli perineali e addominali, al sostegno degli organi nell'addome mentre, con i muscoli delle gambe, contribuisce alla locomozione.

Biopsia prostatica: prelievo di un numero variabile di campioni di tessuto prostatico; l'analisi dell'anatomopatologo permette di formulare o escludere la diagnosi di tumore della prostata. Prelievi multipli vengono eseguiti durante l'ecografia prostatica transrettale in anestesia locale introducendo l'ago attraverso il retto fino alla prostata. La procedura dura 10–15 minuti. Gli effetti collaterali più frequenti, che solitamente si risolvono in un tempo che varia da alcuni giorni a due mesi sono: modesto sanguinamento dal retto, possibile presenza di sangue nelle urine e nello sperma. La biopsia potrebbe risultare negativa anche in presenza di cellule tumorali, soprattutto se il tumore ha piccole dimensioni. In questo caso, se dall'esplorazione rettale o dai valori di PSA rimane il sospetto di un tumore, l'urologo potrebbe richiedere di ripetere l'esame dopo 6–12 mesi.

Brachiterapia: forma di radioterapia effettuata posizionando le sorgenti radioattive all'interno della prostata. Per maggiori informazioni vedi Box 2.3.

Bunker: in radioterapia è il locale schermato dove viene posizionato l'acceleratore lineare.

Campioni positivi: termine utilizzato nei referti istologici per indicare il tessuto prostatico contenente tumore prelevato durante la biopsia.

Cancro: sinonimo di tumore maligno. Massa che si forma quando la replicazione e la sopravvivenza cellulare avvengono, per motivi diversi, in modo incontrollato e non programmato.

Catetere vescicale: cannula di gomma che si introduce nella vescica per favorire la fuoriuscita dell'urina.

Chemioterapia: utilizzato in genere per intendere "chemioterapia antineoplastica", comprenderebbe anche la terapia delle infezioni. Terapia con farmaci capaci, cioè, di uccidere le cellule, principalmente quelle tumorali, attraverso diversi meccanismi. Per maggiori informazioni vedi Box 5.2.

Cistite: infiammazione della vescica che aumenta lo stimolo a urinare e causa talvolta bruciore.

Cistoscopia: esame endoscopico effettuato dall'urologo che permette di visualizzare l'interno della vescica attraverso uno strumento chiamato cistoscopio, introdotto attraverso l'uretra.

Classe di rischio: concetto di recente introduzione che utilizza la stadiazione del tumore, il Gleason Score e il PSA prima della biopsia per indicare il rischio di progressione del tumore della prostata e orientare le strategie terapeutiche. Di seguito una tabella riassuntiva.

Classe di rischio	Stadio	Gleason	PSA
Molto bassa	T1c	≤3+3 in meno di 3 campioni positivi, ciascuno positivo meno del 50%	<10 con una densità del PSA inferiore a 0,15 ng/mL/g
Bassa	T1-2a e	≤3+3 e	<10
Intermedia	T2b–2c e/o	≤3+4 e/o	10–20
Alta	T3a e/o	≥4+3 e/o	>20
Molto alta	T3b–4 e/o	qualsiasi	qualsiasi
Malattia metastatica	N+ e/o M+	qualsiasi	qualsiasi

Diagnosi: identificazione di una malattia attraverso i sintomi, la visita, gli esami di laboratorio e strumentali. Per diagnosticare il tumore della prostata l'unico modo è la biopsia prostatica.

Disfunzione erettile: difficoltà più o meno grave di raggiungere e/o mantenere una valida erezione e, quindi, di avere rapporti sessuali soddisfacenti. È uno dei possibili effetti collaterali della prostatectomia radicale e della radioterapia, causato dal danno ai nervi deputati all'erezione del pene.

Disturbi urinari: disturbi che interessano le vie urinarie; tra i più comuni, la cistite, la prostatite, la ritenzione urinaria, l'incontinenza.

Ecografia prostatica transrettale (TRUS): esame di diagnostica per immagini che utilizza gli ultrasuoni per visualizzare la prostata, introducendo attraverso l'ano una piccola sonda. Le riflessioni degli ultrasuoni emessi dalla sonda sono trasformate in immagini per mezzo di un computer. L'esame permette di misurare le dimensioni della prostata ed è di aiuto all'urologo per eseguire la biopsia.

Eiaculazione: emissione attraverso l'uretra di liquido seminale (sperma) causata dalle contrazioni dei muscoli alla base del pene e dell'epididimo, in seguito al raggiungimento dell'orgasmo.

Erezione: aumento di volume e di consistenza del pene accompagnato da modificazione della posizione, provocato dalla vasodilatazione arteriosa dei corpi cavernosi, che permette un brusco afflusso di sangue al pene, determinandone l'allargamento e l'allungamento. È un fenomeno riflesso dell'eccitazione sessuale dell'uomo.

Esplorazione rettale: dopo aver indossato un guanto lubrificato, il medico inserisce un dito attraverso l'ano per palpare la prostata. Permette di ottenere importanti informazioni, quali il volume della prostata, la consistenza, la regolarità dei margini e della superficie, la presenza di noduli sospetti, la dolorabilità. Di solito, in presenza di tumore, la prostata risulta indurita e "nodosa", mentre, in presenza di iperplasia prostatica benigna, è ingrossata, soda e liscia.

Finalità curative: definizione utilizzata quando l'obiettivo di una terapia è quello di curare radicalmente il tumore.

Gleason Pattern Score (GPS): valuta l'architettura ghiandolare, la disposizione delle cellule all'interno della prostata e il loro grado di differenziazione attraverso un duplice punteggio, da 1 a 5, attribuito alle due aree tumorali più rappresentate. Si ottiene un punteggio complessivo, dato dalla somma dei due (es. GPS 3+4=7): più basso è il punteggio, meno aggressivo è il tumore. Un Gleason Score da 2 a 6 indica tumori generalmente a crescita lenta e con minore tendenza a diffondere a distanza; un Gleason Score di 7 indica tumori con comportamento intermedio; se il Gleason Score è tra 8 e 10, i tumori sono molto aggressivi. In seguito a un'importante conferenza del 2005, gli anatomopatologi hanno convenuto di non assegnare punteggi inferiori al 3+3=6, per evitare di sottostimare l'aggressività del tumore.

IGRT (Radioterapia Guidata dalle Immagini): tipo di radioterapia in cui le radiazioni sono somministrate sotto guida dell'immagine della prostata, identificata, ad esempio, tramite semini d'oro posizionati nella ghiandola stessa prima dell'avvio della radioterapia. Per maggiori informazioni vedi Box 2.2.

Impotenza: disfunzione erettile severa (vedi disfunzione erettile). Episodi di impotenza possono capitare occasionalmente anche a uomini sani, ma anche l'impotenza vera non è rara negli uomini dopo i 45 anni. Può essere causata da diverse patologie (es. il diabete) o essere la conseguenza dei trattamenti per il tumore della prostata (prostatectomia radicale, radioterapia, ormonoterapia). Esistono farmaci e dispositivi che permettono di risolvere almeno parzialmente il problema.

IMRT (Radioterapia a Intensità Modulata del fascio): tipo di radioterapia in cui un'apposita macchina modella il fascio di radiazioni in modo da conformarlo perfettamente alla prostata, riducendo in tal modo il danno a carico della vescica e del retto. Per maggiori informazioni vedi Box 2.2.

Incidenza: misura di frequenza, una particolare relazione matematica utilizzata in studi di epidemiologia, che misura quanti nuovi casi di una data malattia si verificano in un anno.

Incontinenza: perdita involontaria di urina. Può essere causata dal parziale danno al muscolo responsabile della continenza urinaria provocato dall'intervento chirurgico. L'incontinenza urinaria, che si manifesta quando viene rimosso il catetere vescicale posizionato durante l'intervento, persiste per un periodo di tempo variabile da poche settimane fino a qualche mese dopo l'intervento. Definita "da sforzo", si verifica con movimenti che aumentano la pressione addominale come sollevare pacchi pesanti, starnutire o tossire. Solitamente entro sei mesi il problema si risolve. In caso contrario, si parla di incontinenza urinaria stabilizzata. Esistono esercizi specifici in grado di rinforzare il muscolo danneggiato.

Infertilità: incapacità di procreare per l'assenza di cellule germinali o per la presenza di alterazioni a loro carico, con conseguenti effetti sulla funzione degli spermatozoi.

Iniezioni: iniezione nei corpi cavernosi del pene. Viene utilizzata per la somministrazione di farmaci contro la disfunzione erettile.

Ipertrofia o **iperplasia prostatica benigna**: ingrossamento della prostata frequente negli uomini ultracinquantenni. Si manifesta con i seguenti sintomi: aumento della frequenza delle minzioni, sia diurne sia notturne, difficoltà a iniziare la minzione, sensazione di incompleto svuotamento della vescica al termine della minzione, debolezza del getto urinario, saltuari bruciori durante la minzione, difficoltà nell'avere l'erezione, saltuaria presenza di sangue nello sperma. In presenza anche solo di alcuni di questi sintomi è opportuno che il paziente consulti il proprio medico di medicina generale ed eventualmente un urologo.

Laparoscopia: una delle tecniche utilizzate durante la prostatectomia radicale, che prevede l'introduzione di una telecamera e degli strumenti per eseguire l'intervento attraverso alcuni piccoli fori. Per maggiori informazioni vedi Box 2.1.

Linfonodo: piccola ghiandola della dimensione di un fagiolo che fa parte del sistema linfatico; i linfonodi svolgono una funzione di difesa per l'organismo e sono diffusi in tutto il corpo. I linfonodi che drenano la linfa dalla prostata, sono una delle prime sedi di metastatizzazione del tumore della prostata. A seconda della loro posizione hanno nomi diversi: regionali, otturatori, iliaci, ecc. Si parla di linfadenectomia pelvica bilaterale quando i linfonodi regionali sono asportati durante la prostatectomia radicale.

Liquido seminale: noto anche come sperma, è costituito da spermatozoi immersi in un liquido chiamato plasma seminale.

Marcatore tumorale: sostanza riscontrabile nel sangue, nell'urina o nei tessuti cellulari che presenta un aumento significativo della concentrazione alla presenza di alcuni tipi di tumore.

Meteorismo: disturbo gastrointestinale associato alla distensione addominale, provocato da un'eccessiva produzione e accumulo di gas.

Nerve-sparing: tecnica chirurgica che cerca di preservare i fasci nervosi intorno alla prostata ed evitare, quindi, la loro compromissione funzionale all'erezione.

Neoplasia: sinonimo di tumore. Le neoplasie possono essere sia maligne sia benigne.

Orgasmo secco: orgasmo senza l'emissione di liquido seminale. È uno dei possibili effetti collaterali della prostatectomia, causato dall'asportazione delle vescicole seminali.

Ormonoterapia: terapia del tumore della prostata che si avvale di farmaci che bloccano la produzione degli ormoni maschili (LHRH-analoghi, LHRH-antagonisti) o la loro azione sulle cellule bersaglio, tra cui le cellule tumorali (antiandrogeni). La loro azione induce un arresto della crescita delle cellule tumorali e la loro morte. Per maggiori informazioni vedi Box 5.1.

Pavimento pelvico: insieme di strutture anatomiche che delimitano inferiormente la cavità addominale. Comprende sia strutture ossee e muscolari sia porzioni di organi che appartengono agli apparati genito-urinario e intestinale.

Percentuale di positività: percentuale di tumore contenuto nel campione di tessuto prostatico prelevato durante la biopsia.

Prognosi: giudizio di previsione sul probabile andamento della malattia, formulato dal medico una volta fatta la diagnosi, prendendo in considerazione le caratteristiche del tumore, le condizioni del malato, le possibilità terapeutiche, le possibili complicazioni o le condizioni ambientali.

Prostata: piccola ghiandola nell'apparato genitale maschile, localizzata nella pelvi, sotto la vescica e davanti al retto. Circonda la porzione iniziale dell'uretra ed è rivestita da tessuto muscolare e da una capsula fibrosa. La crescita e le funzioni dipendono dal testosterone, l'ormone sessuale maschile prodotto dai testicoli. La prostata produce una parte del liquido seminale che, con gli spermatozoi prodotti dai testicoli e il liquido che proviene dalle vescicole seminali, viene espulso con l'eiaculazione attraverso il dotto eiaculatore. Il liquido prostatico contiene l'Antigene Prostatico Specifico o PSA, una proteina presente anche nel sangue, che fluidifica lo sperma e facilita il movimento degli spermatozoi.

Prostatectomia radicale: asportazione chirurgica in blocco di tutta la prostata e delle vescicole seminali. Per maggiori informazioni vedi Box 2.1.

Prostatite: infiammazione della prostata, che può provocare aumento della frequenza delle minzioni, sia diurne sia notturne, difficoltà a iniziare la minzione, sensazione di incompleto svuotamento della vescica al termine della minzione, debolezza del getto urinario, dolore durante i rapporti sessuali, difficoltà nell'avere l'erezione, saltuaria presenza di sangue nello sperma, febbre nella fase acuta. In ogni caso, la presenza e la persistenza anche solo di alcuni di questi sintomi deve spingere il paziente a effettuare una visita urologica per la diagnosi corretta e le cure del caso.

PSA (Antigene Prostatico Specifico): proteina prodotta dalla prostata e presente nel liquido seminale e nel sangue. Viene misurata mediante un prelievo di sangue. I valori di PSA aumentano progressivamente con l'età e per questo motivo è difficile definire un limite di normalità. È sempre bene condividere con il medico l'interpretazione del PSA. Un valore alto rispetto alla norma non significa necessariamente un tumore: può essere infatti causato da infiammazioni della vescica (cistite) o della prostata (prostatite), da un'esplorazione rettale, da un rapporto sessuale con eiaculazione, dall'aver eseguito un'ecografia prostatica transrettale o utilizzato la bicicletta per lunghi periodi. Si parla di PSA azzerato o nadir quando, dopo il trattamento per tumore della prostata, il livello torna nei limiti della norma o allo zero, in un tempo variabile a seconda della terapia ricevuta (chirurgia, radioterapia, brachiterapia, ormonoterapia, chemioterapia). Per maggiori informazioni vedi Box 1.1.

Radioterapia: utilizza radiazioni ionizzanti ad alta energia per distruggere le cellule tumorali, salvaguardando però i tessuti e gli organi sani circostanti. Per maggiori informazioni vedi Box 2.2.

Raggi: termine spesso utilizzato in riferimento alle radiazioni ionizzanti utilizzate in radioterapia per la cura dei tumori.

Range: intervallo di valori di riferimento.

Riabilitazione: programmi di recupero delle disfunzioni e delle disabilità urologiche causate dalla malattia, sono finalizzati al recupero dell'attività muscolare del pavimento pelvico, al recupero della continenza volontaria e al ripristino delle corrette sinergie e del comando.

Robot: macchinario sofisticato utilizzato dal chirurgo per l'asportazione della prostata. Per maggiori informazioni vedi Box 2.1.

Robotica: tecnica chirurgica che prevede l'ausilio di un robot manovrato dal chirurgo per l'asportazione della prostata. Per maggiori informazioni vedi Box 2.1.

Sanguinamento rettale: uno degli effetti collaterali della radioterapia che può verificarsi durante il trattamento (effetto acuto) o anche a distanza di anni dal termine del trattamento (effetto tardivo).

Screening: esami effettuati su un'ampia parte di popolazione, finalizzati a diagnosticare precocemente malattie molto diffuse e ridurne la mortalità. Per il tumore della prostata, lo screening attraverso il PSA nella popolazione maschile asintomatica è attualmente argomento di accesa discussione in quanto, a causa della bassa specificità per il tumore e l'elevata frequenza delle patologie benigne che provocano un rialzo dei valori, il bilancio tra vantaggi e svantaggi è complesso. Lo screening opportunistico è l'utilizzo individualizzato del test, al di fuori di programmi organizzati, in soggetti asintomatici, a scopo di diagnosi precoce. Per maggiori informazioni vedi Box 1.1.

Scroto: sacca che racchiude i testicoli, gli epididimi e la parte iniziale del funicolo spermatico, che si trova fra la radice delle cosce, sotto la sinfisi pubica, dietro la radice del pene.

Sfera urogenitale: tutto ciò che riguarda l'apparato genito-urinario, cioè l'insieme di organi anatomicamente e funzionalmente interconnessi che svolgono le funzioni sessuali, di produzione ed escrezione dell'urina. Il termine implica un'attenzione globale che coinvolge aspetti clinici, psicologici, relazionali.

Sopravvivenza: periodo di vita di un individuo successivo alla diagnosi di una malattia.

Sorveglianza attiva: programma di controlli proponibile a selezionati pazienti con tumore della prostata a basso rischio di progressione, allo scopo di rinviare i trattamenti e i loro effetti collaterali, senza perdere le possibilità di guarigione. Per maggiori informazioni vedi Box 2.4.

Sperma: noto anche come liquido seminale, è costituito da spermatozoi immersi in un liquido chiamato plasma seminale.

Stadio clinico: descrizione dell'estensione della malattia secondo parametri standardizzati, effettuata sulla base della visita e degli esami strumentali. Il metodo generalmente utilizzato per tutti i tumori è il sistema TNM, che consente di indicare l'estensione del tumore (stadio T), l'interessamento dei linfonodi (stadio N), le eventuali metastasi a distanza (stadio M). Nel caso del tumore della prostata il parametro T viene definito sulla base dell'esplorazione rettale. Un tumore stadiato come T1 è circoscritto alla prostata, troppo piccolo per essere palpabile all'esplorazione rettale o visibile con l'ecografia. Se il tumore è definito T2, pur essendo circoscritto alla prostata, è palpabile all'esplorazione rettale o visibile all'ecografia prostatica transrettale. Un tumore T3 è diffuso oltre la prostata. Se ha invaso la capsula, è considerato T3a. Se interessa anche le vescicole seminali, è stadiato come T3b. Un tumore T4 è diffuso oltre la prostata e ha invaso i tessuti adiacenti quali i linfonodi o le ossa. In genere, i tumori di stadio T1–T2 si definiscono "localizzati", quelli di stadio T3 "localmente avanzati", mentre quelli che hanno raggiunto i linfonodi, le ossa o altri organi si definiscono "avanzati" o "metastatici".

TC di simulazione: procedura eseguita prima dell'inizio del trattamento radiante, finalizzata a identificare il bersaglio o target da irradiare e gli organi a rischio da schermare e proteggere dalle radiazioni. Per maggiori informazioni vedi Box 2.2.

Terapie sperimentali: terapie di cui si sta valutando efficacia e/o tollerabilità all'interno di studi controllati e che non possono quindi essere considerate come trattamento standard. Possono essere proposte nelle situazioni in cui non c'è un trattamento standard o all'interno di studi che confrontano il trattamento nuovo con quello standard (studi di fase III), che vengono attivati qualora il nuovo trattamento abbia superato tutte le fasi precedenti e sembra essere superiore al trattamento standard.

Tumore: massa generata dalla riproduzione incontrollata delle cellule che costituiscono uno specifico tessuto di un organo. Può essere benigno o maligno. Mentre le cellule dei tumori benigni crescono lentamente e non hanno la capacità di invadere i tessuti circostanti e di diffondersi ad altre parti dell'organismo, le cellule dei tumori maligni potrebbero invadere gli organi vicini e diffondersi anche a distanza attraverso il sangue e i vasi linfatici.

Tumore della prostata: massa tumorale che interessa la ghiandola prostatica, diagnosticabile con la biopsia. Il tumore è definito "localizzato" se è presente solo nella ghiandola prostatica; se esce dalla prostata, superando la capsula o invadendo le vescicole seminali, è definito "localmente avanzato"; è definito "avanzato" o "metastatico" se ha dato metastasi ai linfonodi o agli organi o alle ossa. Il tumore della prostata comprende una varietà di forme che vanno da quelle a crescita molto lenta, che possono non dare problemi nell'arco della vita della persona, ad altre che, invece, possono crescere rapidamente, superando i confini della ghiandola e diffondendosi ad altre parti dell'organismo. Circa la metà di tutti i tumori diagnosticati ha una prognosi e un'evoluzione favorevole. In qualche caso si può parlare di tumore indolente, vale a dire non aggressivo, che potrebbe rimanere di piccole dimensioni e non dare problemi al paziente nell'arco della vita.

Tumore indolente: si dice di un tumore della prostata con caratteristiche tali per cui la probabilità di evolvere a forma aggressiva può essere molto bassa; il tumore indolente ha in genere una prognosi favorevole: per questo motivo il trattamento può essere ritardato e il paziente può essere seguito all'interno di un programma di sorveglianza attiva.

Uretra: canale che trasporta l'urina dalla vescica al pene.

Uretrite: infiammazione dell'uretra.

Uroflussometria: esame che misura la velocità del getto mentre si urina.

Vescica: organo muscolare posto nel bacino, che raccoglie l'urina prodotta dai reni attraverso gli ureteri. Dalla vescica l'urina viene periodicamente espulsa all'esterno attraverso l'uretra.

Vescicole seminali: ghiandole che hanno la funzione di produrre il liquido seminale.

Vigile attesa: programma di controlli che si può proporre ai pazienti che presentano importanti malattie concomitanti o che hanno un'aspettativa di vita inferiore all'attesa di vita condizionata dal tumore della prostata. Lo scopo della vigile attesa è evitare gli effetti collaterali di trattamenti che darebbero benefici troppo tardivi. Il trattamento viene avviato alla comparsa dei sintomi per curarli e preservare a lungo la qualità di vita. Per maggiori informazioni vedi Box 2.4.

Visita multidisciplinare: prestazione sanitaria erogata al paziente da due o più specialisti contemporaneamente o in sequenza.

Bibliografia

Bellardita L, Donegani S, Spatuzzi AL, Valdagni R (2011) Multidisciplinary versus one-on-one setting: a qualitative study of clinicians' perceptions of their relationship with patients with prostate cancer. Journal of Oncology Practice / American Society of Clinical Oncology 7(1):e1–e5

Bellomira R, Donegani S (2011) I venerdì due anni dopo. Europa Uomo 1:26–27

Birnie K, Robinson J (2010) Helping patients with localized prostate cancer reach treatment decisions. Can Fam Physician 56(2):137–141

Chambers SK, Newton RU, Girgis A et al (2011) Living with prostate cancer: randomised controlled trial of a multimodal supportive care intervention for men with prostate cancer. BMC Cancer 11:317

Charles C, Gafni A (2010) Shared treatment decision-making and the use of decision-aids. In: Kissane D, Bultz B, Butow P, Finlay I (eds) Handbook of communication in oncology and palliative care. Oxford University Press, New York, pp 41–50

Chien CH, Chuang CK, Liu KL, Liu HE (2007) The participation experiences of localized prostate cancer patients in the treatment decision-making process. Hu Li Za Zhi the Journal of Nursing 54(1):35–42

Christie KM, Meyerowitz BE, Giedzinska-Simons A et al (2009) Predictors of affect following treatment decision-making for prostate cancer: conversations, cognitive processing, and coping. Psycho-Oncol 18(5):508–514

Cohen Castel O, Alperin M, Ungar L et al (2011) Urologists' attitudes regarding information sharing with prostate cancer patients: is there a common ground for collaboration with family physicians? J Cancer Educ 26(2):315–321

Coulter A, Collins A (2011) Making shared decision-making a reality: no decision about me, without me. The King's Fund, London

Davison BJ, Breckon E (2011) Factors influencing treatment decision making and information preferences of prostate cancer patients on active surveillance. Patient Educ Couns 87(3):369–374

Davison BJ, So AI, Goldenberg SL (2007) Quality of life, sexual function and decisional regret at 1 year after surgical treatment for localized prostate cancer. BJU International 100(4):780–785

De Sousa A, Sonavane S, Mehta J (2012) Psychological aspects of prostate cancer: a clinical review. Prostate Cancer P D 15(2):120–127

Denberg TD, Melhado TV, Steiner JF (2006) Patient treatment preferences in localized prostate carcinoma: the influence of emotion, misconception, and anecdote. Cancer 107(3):620–630

Diefenbach MA, Mohamed NE (2007) Regret of treatment decision and its association with disease-specific quality of life following prostate cancer treatment. Cancer Investigation 25(6):449–457

Donovan-Kicken E, Bute JJ (2008) Uncertainty of social network members in the case of communication-debilitating illness or injury. Qual Health Res 18(1):5–18

Erba S (1998) Domanda e risposta. Per un'etica e una politica della psicoanalisi. Franco Angeli, Milano

Ezer H, Chachamovich JR, Saad F et al (2012) Psychosocial adjustment of men during the first year of prostate cancer. Cancer Nursing 35(2):141–147

Fagundes CP, Berg CA, Wiebe DJ (2012) Intrusion, avoidance, and daily negative affect among couples coping with prostate cancer: a dyadic investigation. J Fam Psychol 26(2):246–253
Fergus KD (2011) The rupture and repair of the couple's communal body with prostate cancer. Families, Systems and Health 29(2):95–113
Gabbard GO (2000) Psichiatria psicodinamica. Raffaello Cortina Editore, Milano
Gomella LG (2012) Prostate cancer: the benefits of multidisciplinary prostate cancer care. Nature Reviews Urology 9:360–362
Gomella LG, Lin J, Hoffman-Censits J et al (2010) Enhancing prostate cancer care through the multidisciplinary clinic approach: a 15-year experience. J Oncol Practice 6(6):e5–e10
Hamdy FC (2011) Long-term quality of life in prostate cancer. The Lancet Oncology 12(9):832–833
Heidenreich A, Bellmunt J, Bolla M et al (2011) EAU guidelines on prostate cancer. Part 1: Screening, diagnosis, and treatment of clinically localised disease. European Urology 59(1):61–71
Hillen MA, de Haes HM, Smets EM (2011) Cancer patients' trust in their physician. A review. Psycho-Oncology 20(3):227–241
Hulbert-Williams N, Neal R, Morrison V et al (2011) Anxiety, depression and quality of life after cancer diagnosis: what psychosocial variables best predict how patients adjust? Psychooncology. doi:10.1002/pon.1980
Jemal A, Siegel R, Ward E et al (2008) Cancer statistics, 2008. CA Cancer J Clin 58(2):71–96
Kelly D (2009) Changed men: The embodied impact of prostate cancer. Qual Health Res 19(2):151–163
Kissane DW, Bylund CL, Banerjee SC et al (2012) Communication skills training for oncology professionals. J Clin Oncol 30(11):1242–1247
Knott V, Turnbull D, Olver I, Winefield A (2011) A grounded theory approach to understand the cancer-coping process. Brit J Health Psych 17(3):551–564
Korfage IJ, Essink-Bot ML, Janssens AC et al (2006a) Anxiety and depression after prostate cancer diagnosis and treatment: 5-year follow-up. Brit J Cancer 94(8):1093–1098
Korfage IJ, de Koning HJ, Roobol M et al (2006b) Prostate cancer diagnosis: the impact on patients' mental health. Eur J Cancer 42(2):165–170
Korman H, Lanni T Jr, Shah C et al (2012) Impact of a prostate multidisciplinary clinic program on patient treatment decisions and on adherence to NCCN guidelines: the William Beaumont Hospital experience. Am J Clin Oncol [Epub ahead of print]
Krist AH, Woolf SH, Johnson RE, Kerns JW (2007) Patient education on prostate cancer screening and involvement in decision making. Ann Fam Med 5(2):112–119
Johnson MO (2011) The shifting landscape of health care: toward a model of health care empowerment. Am J Public Health 101(2):265–270
Lazarus RS, Folkman S (1987) Transactional theory and research on emotions and coping. Eur J Personality 1(3):141–169
Lazarus RS (1993) Coping theory and research. Past, present, and future. Psychosoma Med 55(3):234–247
Lin YH (2011) Treatment decision regret and related factors following radical prostatectomy. Cancer Nursing 34(5):417–422
Luce MF (2005) Decision making as coping. Health Psychology 24(Suppl 4):S23–S28
Magnani T, Valdagni R, Salvioni R et al (2012) The 6-year attendance of a multidisciplinary prostate cancer clinic in italy: incidence of management changes. BJU International 110(7):998–1003
Mohler JL, Armstrong AJ, Bahnson RR et al (2012) Prostate cancer, Version 3.2012: featured updates to the NCCN guidelines. J Natl Compr Canc Netw 10(9):1081–1087
Northouse LL, Mood DW, Montie JE et al (2007) Living with prostate cancer: patients' and spouses' psychosocial status and quality of life. J Clin Oncol 25(27):4171–4177
O'Connor AM (1995) Validation of a decisional conflict scale. Medical Decision Making 15(1):25–30
O'Connor AM, Stacey D, Rovner D et al (2003) Decision aids for people facing health treatment or screening decisions. Cochrane DB Syst Rev (2):CD001431
Orom H, Penner LA, West BT et al (2009) Personality predicts prostate cancer treatment decision-making difficulty and satisfaction. Psychooncology 18(3):290–299

Polster E (1988) Ogni vita merita un romanzo. Quando raccontarsi è terapia. Astrolabio, Milano
Rolland JS (1999) Parental illness and disability: a family systems framework. J Fam Ther 21(3):242–266
Sanda MG, Kaplan ID (2009) A 64-year-old man with low-risk prostate cancer: review of prostate cancer treatment. JAMA 301(20):2141–2151
Sharpley CF, Bitsika V, Christie DR (2011) How prostate cancer patients cope with the effects of diagnosis and treatment: development of the effects of prostate cancer coping strategies scale. Journal of Men's Health 8(1):56–65
Singh J, Trabulsi EJ, Gomella LG (2010) The quality-of-life impact of prostate cancer treatments. Current Urology Reports 11(3):139–146
Smith RE (2010) Effects of coping skills training on generalized self-efficacy and locus of control. J Pers Soc Psychol 56(2):228–233
Steginga SK, Occhipinti S, Gardiner RA et al (2002) Making decisions about treatment for localized prostate cancer. BJU International 89(3):255–260
Street AF, Couper JW, Love AW et al (2010) Psychosocial adaptation in female partners of men with prostate cancer. Eur J Cancer Care 19(2):234–242
Tanner T, Galbraith M, Hays L (2011) From a woman's perspective: life as a partner of a prostate cancer survivor. J Midwifery Wom Heal 56(2):154–160
Thorne SE, Hislop G, Oglov V (2009) Time-related communication skills from the cancer patient perspective. Psychooncology 18(5):500–507
Travado L, Grassi L, Gil F et al (2005) Physician-patient communication among southern european cancer physicians: the influence of psychosocial orientation and burnout. Psychooncology 14(8):661–670
Valdagni R (2001) Facile essere psicoanalisti: a voi solo la psiche, a noi anche il corpo. Il Ruolo Terapeutico 88:25–35
Valdagni R, Albers P, Bangma C et al (2011) The requirements of a specialist prostate cancer unit: a discussion paper from the European School of Oncology. Eur J Cancer 47(1):1–7
van den Bergh RC, Korfage IJ, Bangma CH (2012) Psychological aspects of active surveillance. Curr Opin Urol 22(3):237–242
Vegni E, Martinoli M, Moja EA (2002) Improving patient-centred medicine: a preliminary experience for teaching communication skills to italian general practitioners. Education for Health 15(1):51–57
Zeliadt SB, Penson DF, Moinpour CM et al (2011) Provider and partner interactions in the treatment decision-making process for newly diagnosed localized prostate cancer. BJU International 108(6):851–856
Zeliadt SB, Ramsey SD, Penson DF et al (2006). Why do men choose one treatment over another? A review of patient decision making for localized prostate cancer. Cancer 106(9):1865–1874

GPSR Compliance

The European Union's (EU) General Product Safety Regulation (GPSR) is a set of rules that requires consumer products to be safe and our obligations to ensure this.

If you have any concerns about our products, you can contact us on

ProductSafety@springernature.com

In case Publisher is established outside the EU, the EU authorized representative is:

Springer Nature Customer Service Center GmbH
Europaplatz 3
69115 Heidelberg, Germany

www.ingramcontent.com/pod-product-compliance
Lightning Source LLC
LaVergne TN
LVHW010344260326
834688LV00036B/877